OBSERVATIONS

SUR

L'HOMŒOPATHIE,

RELATIVES A LA DÉCISION PRISE PAR

L'ACADÉMIE ROYALE DE MÉDECINE

SUR CETTE NOUVELLE DOCTRINE;

PAR LE DOCTEUR J. MABIT,

MÉDECIN DE L'HÔPITAL SAINT-ANDRÉ, PROFESSEUR DE PATHOLOGIE A L'ÉCOLE SECONDAIRE DE MÉDECINE, MÉDECIN CONSULTANT DE L'IN-TENDANCE SANITAIRE DE LA GIRONDE ET DE L'INSTITUTION ROYALE DES SOURDS-MUETS, MEMBRE CORRESPONDANT DES SOCIÉTÉS DE MÉDE-CINE PRATIQUE DE MONTPELLIER ET DE LOUVAIN, DE LA SOCIÉTÉ PHILOMATIQUE DE VANNES, ET DE LA SOCIÉTÉ HOMŒOPATHIQUE GALLICANE, etc.

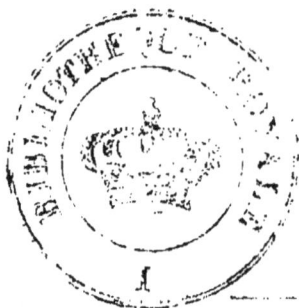

> Ce qui me rend plus affirmatif et je crois plus excusable de l'être, c'est qu'au lieu de me livrer à l'esprit de système, je donne, le moins qu'il est possible, au raisonnement, et ne me fie qu'à l'observation. Je ne me fonde pas sur ce que j'ai imaginé, mais sur ce que j'ai vu.
>
> J. J. ROUSSEAU.

A BORDEAUX,

Chez GASSIOT aîné, libraire, fossés de l'Intendance, N.º 61.

A PARIS,

Chez BAILLÈRES, libraire, place de l'École de Médecine.

JUILLET 1835.

BORDEAUX, imprimerie de J. PELETINGEAS, rue Saint-Remi.

OBSERVATIONS

SUR

L'HOMOEOPATHIE.

Une découverte récente, ou plutôt l'explication nouvelle de faits anciens et singuliers est soumise au monde médical, et en reçoit l'accueil qui devrait être réservé à l'erreur ou au mensonge.

L'histoire de l'esprit humain montre que tel fut toujours le sort des vérités nouvellement offertes à l'examen des savans. Les découvertes de Galilée, de Kopernic, de Descartes, etc., n'obtinrent d'abord que des persécutions. La médecine, marchant avec les autres sciences, en a partagé les préjugés. Nos anciennes facultés nièrent la circulation du sang, repoussèrent le kinkina, l'inoculation, etc. L'Académie royale de médecine, fidèle à la tradition de ses devanciers, dédaigne de s'occuper de l'homœopathie, c'est-à-dire, du traitement des maladies par les semblables, ou par des remèdes qui produisent des effets analogues.

Pons, d'Agen, Nicod, de Limoges, Dupuy, Lefort, Paillou, etc., etc.

Le résultat dépassa mes espérances : sur trente et un malades, dont l'état ne pouvait être l'objet d'aucune contestation, nous n'en perdîmes que six, encore pourrais-je ôter de ce nombre deux cholériques pour les symptômes desquels je manquais des spécifiques, et une femme qui mourut d'indigestion après la cessation de la période algide. Je crus devoir alors signaler ces faits à la Société royale de notre ville, et lui adressai la lettre suivante :

« Bordeaux, le 31 Décembre 1832.

» M. LE SECRÉTAIRE-GÉNÉRAL,

» Depuis quelque temps l'hôpital St.-André a reçu
» un grand nombre de cholériques provenant du dépôt
» de mendicité. Ils ont été placés dans mon service,
» et la mortalité a d'abord été plus forte qu'elle ne le
» fut l'été dernier.

» Les écrits de Hahnemann, Quin, Bigel, Seider,
» Gerstel, Beroldi, Schmidt, Stuller, Haubold, etc.,
» etc., me disaient que le traitement homœopathique
» devait rendre de plus grands services que les secours
» déjà employés. J'ai cru devoir le tenter, et des faits
» nombreux me prouvent aujourd'hui que ces savans
» ont dit la vérité.

L'irréflexion s'est laissé persuader que l'homœopathie est encore un de ces systèmes fallacieux qui ne
tiennent aucune de leurs promesses ; on ignore que la
nouvelle doctrine éloigne toutes les hypothèses , se
borne à la pure observation , ainsi que le veut Hippo-
crate , et ne se fonde que sur des faits , sur des vérités
expérimentales parmi lesquelles l'illusion ne saurait
faire pénétrer aucun de ses mensonges. La guérison
des maladies est l'unique argument et la seule garantie
de cette doctrine.

Ces vérités ont été méconnues par le corps savant
qui était appelé à prononcer sur cette doctrine. Je
viens, appuyé sur des faits irrécusables, discuter l'opinion qu'il a émise sur ce sujet en répondant au ministre
de l'instruction publique, dans le département duquel
j'ai l'honneur de servir. Je viens en appeler aux académiciens impartiaux du jugement de l'Académie.

Tout me fait un devoir de proclamer l'utilité et les
bienfaits de l'homœopathie ; l'intérêt de la vérité , un
véritable amour de l'humanité , comme le désir de re-
culer les limites de la science à laquelle je me suis voué
tout entier. J'y suis engagé par mes fonctions de médecin d'un des premiers hôpitaux du royaume , et par
le besoin de justifier les traitemens faits aux malheureux que la charité publique y reçoit.

Adoptant fréquemment cette méthode dans ma pratique particulière, ne dois-je pas aussi la défendre aux yeux des personnes qui m'honorent d'une confiance que je veux mériter et conserver?

Tout me commande donc d'exposer les élémens de ma conviction profonde, d'opposer à des accusations injustes les preuves multipliées que l'homœopathie est la plus utile découverte en médecine ; qu'elle ne peut manquer de rendre les plus grands services ; en faisant obtenir, par des moyens plus simples et plus certains, la guérison d'un grand nombre de maladies, contre lesquelles les efforts les plus rationnels ont été impuissans jusqu'à ce jour.

Je n'affirmerai rien sans preuves, et je démontrerai que la décision de l'Académie n'est qu'un jugement erroné résultant de sa précipitation à répondre au Gouvernement. Je citerai textuellement les paroles de mes honorables adversaires, en les réfutant, et les laisserai les maîtres de conclure d'après leur conviction, sans leur imposer la mienne; je ne me montrerai animé d'aucune autre intention que de celle d'approfondir mon sujet, et ne chercherai point à l'embellir par des phrases élégantes, ni à l'égayer par des sarcasmes.

Je donnerai un coup d'œil rapide à l'état actuel de la médecine rationnelle, et je signalerai ensuite les principales bases de l'homœopathie. Après avoir comparé ces deux doctrines et indiqué les services que l'une peut rendre à l'autre, je répondrai aux objections adressées à l'homœopathie, soit par les orateurs de l'Académie, soit par la lettre officielle de ce corps savant au ministre ; j'aurai alors prouvé qu'un procès qui n'a pas été instruit, ne peut être perdu ; je solliciterai un nouvel examen, et j'indiquerai les conclusions que celui-ci ne pourra manquer de fournir.

On me trouvera peut-être bien téméraire de m'attaquer à si forte partie. Mais dans cette lutte inégale, je suis soutenu par la bonté de ma cause, par de nombreuses observations, et par la confiance qu'inspire une doctrine que l'on croit vraie ; d'ailleurs, quelle que soit la conclusion qu'on tirera de mes raisonnemens, je suis sûr, du moins, que personne ne mettra en doute ni ma conviction, ni ma véracité.

Chaque profession a ses devoirs spéciaux. Le premier de ceux qui sont imposés au médecin, lorsqu'il écrit sur son art, est de dire la vérité tout entière. Honte à celui qui oserait faussement affirmer qu'il a obtenu d'heureux résultats de tels traitemens dans telle maladie ; mais aussi une honte égale doit venger l'humanité du mensonge de celui qui, pour favoriser des intérêts privés, altérerait les résultats des faits qui, par leur importance, méritent un examen consciencieux, ou se parerait d'une instruction qu'il n'a pas acquise pour juger des faits qu'il n'a pas observés.

Dans la position difficile où je me trouve placé, je ne puis me soustraire à deux inconvéniens : le premier est de combattre une Académie pour laquelle je suis accoutumé à professer une profonde estime. Mais n'est-ce pas lui donner une preuve de ce sentiment, en venant lui signaler des vérités qui ont pu lui échapper? Le second est celui de parler de moi. Il faut bien pourtant que je dise que j'ai d'abord partagé les préventions des académiciens, et quelles circonstances ont amené une complète révolution dans mes idées.

En 1826, je lus l'*Organon* de Hahnemann, et fus frappé de l'originalité de ce livre. J'y trouvai la critique des opinions médicales les plus accréditées ; elle était vraie ; mais je trouvai que son auteur adressait des reproches peu mesurés et même injustes aux hommes qui les avaient émises ou les professaient. Il ne remplaçait pas encore ce qu'il détruisait : les faits pratiques qui devaient servir de base à cette nouvelle théorie, se trouvaient consignés dans d'autres ouvrages qui m'étaient inconnus. Je n'éprouvai d'abord que de la répugnance contre une réforme qui s'annonçait d'une manière aussi tranchante. Ne peut-on proclamer une vérité nouvelle

sans blesser ceux qu'elle doit éclairer ? Je conclus de
cet examen rapide qu'il fallait attendre d'autres expériences pour que l'homœopathie méritât une étude sé-
rieuse. Je rencontrai la même opinion chez le professeur Laënnec qui vint me voir l'année suivante, et
m'annonça son projet de faire quelques essais.

En 1829, le voyage de S. M. Sicilienne renouvela
mes rapports avec son médecin, le professeur D. Cosmo
de Horatiis. Cet ancien condisciple de l'école de Scarpa
vint visiter mes salles de l'Hôtel-Dieu de Bordeaux.
J'avais à peine commencé à lui rendre compte de l'état
de chaque malade, et à lui demander son avis sur les
traitemens que j'opposais à leurs maux, qu'il m'inter-
rompit pour me dire que mes prescriptions, aussi rationnelles que pouvaient l'être celles de l'ancienne médecine, n'étaient plus celles qu'il faisait ; car il ne
pratiquait plus que la médecine réformée. — Je lui
demandai quelle était cette médecine, et il me répondit
qu'il s'agissait de l'homœopathie, dont je n'avais re-
tenu que le nom. Je lui soumis mes doutes qu'il es-
saya de dissiper ; mais il insista surtout pour que je visse
quelques faits. Il me demanda si je n'avais pas dans mes
salles quelques malades qui fussent dans un état presque
désespéré, et pour lesquels la médecine ordinaire ne
m'offrît aucune ressource prompte et certaine. Je lui dé-

signai entr'autres trois malades , dont l'un était atteint
d'un rhumatisme articulaire , assez voisin de la para-
lysie, l'autre d'une pneumonie avec suppuration , et le
troisième d'une phthisie laryngée. — Il me fournit les
doses homœopathiques qu'il fallait opposer à ces maladies qui , à mon grand étonnement, furent promptement guéries.

J'appris de lui que soixante médecins du royaume
de Naples ne pratiquaient plus que la médecine réformée par Hahnemann ; que parmi eux on comptait Mauro, Romanis, La Raja, etc. , etc. , et qu'il y avait une clinique homœopathique dans la capitale. Tout cela suffisait pour m'engager à en faire une étude pratique ;
mais ignorant la langue allemande, je ne pouvais pui-
ser aux principales sources ; le docteur D. Cosmo me
promit quelques traductions italiennes que je reçus
l'année suivante.

Il fallait presque deviner les principes de cette théorie , et leurs rapports avec des faits peu détaillés. Je
trouvai souvent de l'exagération dans l'enthousiasme
de Bigel , célèbre praticien de Varsovie , et le premier
qui ait parlé de l'homœopathie dans la langue fran-
çaise. Ne me sentant pas en état d'interroger les faits ,
je me bornai à la préparation des médicamens , et leurs
atténuations , je l'avouerai , me parurent presque ri-

dicules ; mais il fallait suivre aveuglément ces indica-
cations; ces préparatifs étaient indispensables pour me
mettre à même de comprendre et de conclure plus tard.

J'étais occupé de ces soins peu encourageans, lorsque
le choléra morbus asiatique s'approcha de notre belle
patrie. Je crus de mon devoir d'aller au loin reconnaître
l'ennemi que j'aurais à combattre. Dans mon voyage,
je ne manquai pas de voir à Paris et à Londres les docteurs Fréd. Quin , Belluomini et Pictet. Ils m'entre-
tinrent des puissans effets de l'homœopathie, non moins
contre le fléau qui nous menaçait , que contre toutes
les maladies. Je fus témoin de quelques traitemens heureux. Le savant docteur Quin me fit connaître les moyens
préservatifs du choléra , et je crus devoir les rapporter
dans l'instruction que je rédigeai plus tard au nom de
l'Intendance sanitaire de la Gironde. Mais je regrettai
vivement de n'être témoin d'aucun traitement homœopathique du choléra confirmé, sur les résultats duquel
je conservais plus que de l'incertitude.

Ce fléau fit irruption à Bordeaux dans le mois d'Août
1832. Dans mon service de l'hôpital , je répétai reli-
gieusement les traitemens allopathiques qui m'avaient
été désignés dans les deux capitales, comme ayant été
les moins malheureux. Dans les trois autres divisions
comme dans les dépôts créés à cet effet , chacun usa

de toutes les ressources qu'offre la médecine ordinaire ; cependant sur deux cent trente-quatre cholériques déclarés et observés, il y eut cent soixante-huit morts.

Le choléra reparut en Novembre, après quarante-six jours de suspension. Cette fois il borna ses ravages au dépôt de mendicité, refuge d'individus affaiblis par l'âge, la misère, les infirmités ou la débauche. La maladie, trouvant un accès plus facile dans ces corps usés, marchait si rapidement à une terminaison funeste, qu'ils semblaient n'entrer à l'hôpital que pour y mourir ; on avait à peine le temps de les distribuer dans un service qui me fut laissé provisoirement. Je pensai alors que le moment était venu de commencer avec prudence les essais homœopathiques. J'y procédai aidé de MM. Ferrier, Cattenat, Lavergne, Dusson, etc., élèves distingués, en présence des docteurs Batlles*, Bagard, Dauzat et de plusieurs autres médecins qui ne venaient pas habituellement, tels que M. Léon Dufour, correspondant de l'Institut, domicilié à Dax (Landes), M.

* Ce médecin espagnol, aujourd'hui fixé à Valence, capitale du royaume de ce nom, a traité en 1834 à Suecas, ville voisine, six cents cholériques par la méthode homœopathique, et n'en a perdu que onze, ce qui ne fait pas deux décès pour cent malades.

Depuis, en 1834, M. le professeur Ouvrard, chirurgien en chef de l'hôpital St.-Jean, à Angers, a vu guérir tous les malades qu'il a traités homœopathiquement d'après mes notes. Tous ceux qui ont reçu d'autres soins ont succombé.

» Les résultats que j'ai obtenus appelleront, sans
» doute, l'attention de la Société royale de médecine
» de Bordeaux. Si elle chargeait des commissaires de
» lui faire un rapport sur cet objet intéressant, je suis
» prêt à fournir à ceux-ci tous les renseignemens qu'ils
» désireraient sur cette doctrine encore peu répandue.
» Tous les matins, à ma visite de dix heures, ils se-
» raient témoins de la situation des cholériques et des
» prescriptions.

    » A toutes les autres heures de la journée, Mes-
» sieurs les membres de la Société peuvent venir exa-
» miner les malades, et lire les observations qui, déjà
» recueillies en public, restent attachées au lit de cha-
» que malade. Mes confrères vérifieront bientôt avec
» moi que la médecine, fille de l'expérience, peut es-
» pérer quelques bienfaits d'une théorie qui mérite au
» moins un examen approfondi et consciencieux.

    » Agréez, etc. ».

    Je reçus le même jour, qui était celui de la réunion
hebdomadaire de la Société, la réponse du secrétaire-
général, M. Dupuch - Lapointe, lequel m'annonça
qu'une commission dont il faisait partie avec MM. les
docteurs Gintrac, Burguet, E. Pereyra et Gergerès, se
rendrait à ma visite du lendemain. Ces Messieurs vin-
rent effectivement dans mes salles ; ils me dirent que

leur attention et leurs rapports ne porteraient que sur des malades qu'ils auraient observés, dès leur entrée à l'hôpital. Il leur paraissait inutile de parler de ceux qu'ils trouvaient en convalescence, et dont ils ne pouvaient attester la maladie, bien que chacun d'eux portât encore sur ses traits le sceau effrayant du choléra indien.

Le service des cholériques fut partagé le lendemain. Je gardai la salle des hommes qui n'en reçut plus aucun. Dans la salle des femmes, il en vint trois qui succombèrent, malgré les traitemens les plus rationnels dirigés par mes honorables confrères. Depuis lors, la ville et l'hôpital ont été délivrés de ce fléau.

J'ai regretté de n'avoir pas essayé plus tôt les traitemens homœopathiques qui m'auraient permis de rendre de plus grands services; et j'avoue encore aujourd'hui qu'il m'est impossible de comprendre comment on ne les a pas essayés partout contre une maladie aussi redoutable. et qui résiste presque toujours aux efforts de l'ancienne médecine; tentés par les hommes qui en connaissent le mieux tous les secrets, et qui les emploient avec un zèle aussi infatigable qu'héroïque. Quant à moi, je ne recourrai jamais à d'autres moyens contre le choléra, et je les administrerai avec une entière sécurité. Pour apprendre à discerner cette peste nouvelle, je n'avais pas craint d'aller m'exposer à être une de ses victimes ; mon courage fut moindre quand je vis le danger menacer ma famille et mes amis ; aujourd'hui , si ce fléau reparaissait , j'en concevrais moins d'alarmes, par le souvenir des résultats heureux que j'ai obtenus en 1832.

Depuis lors , sachant bien , par une pratique de vingt-cinq ans , ce qu'il y a de bon et d'incertain dans les anciennes doctrines , j'ai voulu interroger la nouvelle , dans les cas surtout où l'autre ne répondait pas aux besoins des malades.

J'ai expérimenté sur moi-même les effets de plusieurs médicamens. Plusieurs de mes honorables confrères ont vérifié avec moi qu'ils produisent réellement les effets annoncés dans les écrits de Hahnemann , ou de ses disciples. J'ai continué mes expériences homœopathiques ; j'ai cherché , dans l'étude de la langue allemande , à m'éclairer par les auteurs originaux. J'ai suivi les conseils du vénérable fondateur de l'homœopathie ; il est , m'a-t-il écrit , impossible de diriger le moindre traitement sans la connaissance des ouvrages de *Rückert* et de *Bœnninghausen*. J'ai tiré également un grand avantage de ceux de *Hartmann*, *Hartlaub* et *Trinks*, *Weber*, *Jahr*, *Weikart*, *Stapf*, etc.

Ennemi de tout système exclusif, et voulant que mes essais subissent l'examen de tous les hommes de bonne

foi ; j'y ai invité tous les médecins , et principalement
ceux qui témoignaient des doutes. Dans les cas d'un difficile diagnostic , je me suis méfié de moi-même , et je
soumettais mon opinion à la leur ; lorsque les motifs se
balançaient. L'homœopathie s'occupe peu de cette division de la pathologie , qui enseigne à reconnaître une
maladie là où elle est , et à ne pas la supposer là où elle
n'est pas ; cependant ses remarques sont de la plus
grande importance , lorsqu'il s'agit de comparer le résultat de deux théories souvent opposées.

Les observations sur les divers malades , chaque jour
recueillies à la visite , restent constamment dans les salles , pour la satisfaction des médecins qui ne peuvent
se rencontrer avec moi. Ce n'est qu'avec une grande
défiance de mes faibles lumières , que j'ai scrupuleuse-
ment noté tous les symptômes , et recherché les spécifiques. Tout a été prévu pour ne pas être exposé au reproche de cette négligence qui s'appelle imprudence
chez celui qui veut savoir la vérité , et mauvaise foi chez
celui qui pourrait avoir quelque intérêt à l'anéantir.

Les résultats heureux qui ont été obtenus pendant
les essais , ne pouvaient manquer d'influer sur les conseils
que je donnais aux malades de la ville.

En 1834 , je fus appelé chez M. Nath.el Johnston ,
l'un des négocians les plus estimés de notre ville. Je

reconnus , avec toute la famille , que le fils aîné , âgé
de trois ans, présentait tous les symptômes du croup,
dont il avait été atteint un an auparavant , et auquel
on avait opposé force sangsues, vésicatoires et émétique. A ce traitement avait succédé une convalescence
de dix mois dont il était à peine rétabli. Je n'osais
me livrer aux espérances que m'offrait l'homœopathie ,
ne pouvant les appuyer sur aucun fait qui me fût per-
sonnel. Faisant part à la famille de mes craintes et de
ma perplexité, je réunis auprès de moi tous les moyens
habituels : sangsues , émétique , vésicatoires , et d'un
autre côté les remèdes homœopathiques. Je commen-
çai par ces derniers qui furent suivis d'une aggravation
dont les parens et moi-même fûmes effrayés. Je me dé-
cidai alors à appliquer des sangsues. — La première
était à peine posée, que l'amendement survint , et l'en-
fant fut entièrement rétabli, sans convalescence, vers
le troisième jour.

Ce résultat heureux ne m'enhardit pas complète-
ment. Quelques mois après, mon petit-fils, Alfred Le
Gouès , âgé de deux ans , présenta la même maladie.
— Je réunis encore autour de moi tous les moyens indiqués par les deux doctrines. — Les remèdes homœopathiques suffirent encore , toute crainte cessa avant
le second jour , et je reconnus ainsi l'efficacité de la

doctrine nouvelle dans ces cas dangereux. Je n'éten-
drai pas plus loin l'énumération de ces résultats personnels. Les écrits des auteurs homœopathes en offrent
d'également incontestables. Je me bornerai seulement
à conclure qu'un médecin doit du moins s'en enquérir.

La médecine est la science de l'homme : *Baglivi* la
nommait la fille du temps et de l'observation. Elle est
fondée sur des faits recueillis avec exactitude et sagacité, mais qui, restant isolés, ne constitueraient pas
plus une science, que des matériaux amoncelés au hasard sur la voie publique, ne formeraient un monument. Il fallut donc une méthode pour réunir ces nombreux détails, les classer afin d'en retrouver la trace
au besoin ; car les systèmes sont aussi nécessaires pour
aider notre esprit, que les leviers de la mécanique pour
multiplier les forces physiques.

La science de notre organisation et des fonctions de
chacune de ses parties, n'existait pas encore, ou plus
tard n'était pas assez avancée, pour qu'on pût essayer
de classer les symptômes de maladie d'après les organes
dont ils signalent la souffrance. On dut alors avoir recours à des explications qui n'étaient que des supposi-
tions; on voulut deviner la cause prochaine, l'essence des
maladies, et l'orgueil scientifique persuada qu'on y
était parvenu. *Sydenham* disait en vain que l'intelli-

gence qui a coordonné l'univers, s'est réservé à elle seule la connaissance des ressorts qui maintiennent l'économie de notre corps ; *Haller* a prouvé que nul être créé ne peut porter des regards assurés dans l'intérieur de l'organisme ; *Hufeland* a été forcé également de répéter que nous ne pouvons pas plus approfondir les mystères de la maladie que ceux de la vie, bien que les causes de l'une et de l'autre soient également réelles.

Depuis les brillantes spéculations de *Galien* jusqu'aux promesses de la doctrine physiologique, toutes les théories explicatives, qui ont voulu subordonner à une seule vue les faits si variés et si nombreux que nous a légués l'observation des âges précédens, ne sont que le produit de l'imagination ; toutes présentent plus ou moins de probabilités, et ont à peu près les mêmes droits à vanter leur supériorité : si on les croyait, il n'en est aucune qui n'ait dérobé son secret à la nature, et rendu inutiles de nouvelles recherches. La vérité seule manque à ces assertions.

Les systèmes ne se sont pas bornés à coordonner les faits en les expliquant ; ils ont exigé qu'on ne les observât qu'à travers le prisme de ces mêmes explications et de la méthode qu'on avait créée. Au lieu d'imiter les fondateurs de la science, qui ne recherchaient que ce qui tombe sous les sens, qui ne s'attachaient qu'aux changemens sensibles des fonctions, qu'aux symptô-

mes ; enfin , au lieu de se livrer purement à l'observation , les auteurs systématiques ont tracé arbitraire-
ment des descriptions de maladies , en y rapportant
des phénomènes dont la réunion ne se présente jamais ;
leurs successeurs veulent que ces groupes soient, d'une
manière absolue , l'image des maladies , bien que la
nature ne produise pas plus deux maladies semblables,
que deux individus tout à fait pareils.

Vallesius a dit , et tous les observateurs non préve-
nus ont répété après lui qu'il n'y a jamais eu deux maladies identiques , et qu'il n'y en aura jamais deux qui
réclament le même traitement. Cette vérité séculaire est
toujours méconnue , et on continue de composer des
tableaux fantastiques dépourvus de toute ressemblance ;
on multiplie les maladies des livres , qui ne ressemblent
jamais à celles des malades.

Les plus savantes nosographies ne sont que la réunion de ces descriptions sans type , auxquelles on a
imposé autant de noms qu'on a voulu. La synonymie
de nos maladies est si vaste, que la meilleure mémoire
ne peut s'en charger , et que les plus gros dictionnai-
res sont toujours incomplets. Une doctrine nouvelle ,
ne nous rendît-elle d'autre service que celui de nous
délivrer de ce luxe parasite , qui ne sert qu'à déguiser
la pauvreté de la science , nous lui aurions une immense obligation.

Dans la pathologie qui est l'histoire naturelle de l'homme malade, l'étude importante des causes occasionnelles des maladies ne figure que dans les cadres scholastiques; le praticien voit chaque jour les causes les plus opposées produire les mêmes effets, et les maladies les plus disparates succéder à la même cause. Les écrivains ne pouvant expliquer ces faits, négligent souvent de les mentionner, ou ne parlent que de ceux qui favorisent leurs opinions systématiques. L'éthiologie des maladies n'a pas dans l'ancienne doctrine l'importance qu'elle devrait avoir.

Tels sont les élémens de la théorie médicale rationnelle. — Son application doit se ressentir de ses imperfections que j'ai énoncées avec franchise. Les principes incertains conduisent presque toujours à l'erreur.

La thérapeutique est l'art de guérir les maladies. Elle se compose de la connaissance des traitemens indiqués par les théories qui ont tour à tour dominé la science. Bien que chacune d'elles ait proposé, contre les mêmes maladies, des remèdes différens, celles-ci semblent soumises à la règle invariable *contraria contrariis curantur*.

Cet axiome, auquel l'ancienne médecine obéit aveuglément, est aussi insignifiant que dangereux aux yeux de celui qui veut approfondir l'étude des moyens véritablement propices à rétablir l'organisme malade.

L'essence des maladies étant inconnue, que peut signifier *contraria*? Ce premier terme de la comparaison étant ignoré, le principe est erroné, et la sentence n'a déjà plus de justesse.

Que signifie alors *contrariis* qui se rapporte aux remèdes? Peut-on indiquer des remèdes contraires à un mal qu'on ne connaît pas? On ne le pourrait même pas en connaissant le mode d'action des remèdes; mais cette connaissance manque encore.

Le hasard, que Bordeu nommait si bien le père de tant de poisons et de remèdes, a indiqué ceux-ci dans l'état de maladie; le souvenir en a été conservé, bien que dans des cas disparates, le médicament utile une fois, ait été souvent inutile ou dangereux dans d'autres circonstances. On est trop heureux quand les remèdes ne donnent pas de maladies nouvelles qui se confondent avec les premières, et multiplient les tourmens des malades; les engorgemens abdominaux produits par le kina, laissent subsister les fièvres; les affections mercurielles ajoutent leurs désordres à ceux de la siphylis, sans guérir celle-ci, etc.

Les essais des remèdes faits sur le malade, ne peuvent fournir que des documens douteux. Ce n'est pas connaître l'action d'un médicament, que de se souvenir qu'il fut utile dans des cas qui ne se présenteront plus avec les mêmes circonstances. Aussi, que de traitemens loués la veille sont oubliés le lendemain ! On ne peut, sur ces données, administrer de fortes doses qui multiplient les maladies, et encore moins des mélanges de remèdes ; car le bon sens dit qu'avant de recourir au composé, il faudrait connaître le simple.

Les expériences sur les animaux vivans n'éclairent pas mieux sur le mode d'action des médicamens. Les travaux remarquables de Halle et de Mageudie ont appris que les évacuations (vomissemens), effet le plus certain des remèdes, étaient moins le résultat de leur action propre, que celui de la réaction des organes pour expulser du corps ces substances vénéneuses ; car si on les injecte dans des parties qui n'aient point d'issue directe, dans les veines, par exemple, elles causent de snite la mort, quoiqu'on se soit servi des plus faibles doses. Quand l'animal survit à ces essais, ceux-ci n'apprennent rien, parce que l'animal ne saurait faire connaître les sensations qu'il a éprouvées.

Si l'action des médicamens ne peut être révélée par les expériences ni sur l'homme malade, ni sur les animaux vivans, et je ne sache pas que l'allopathie ait recouru à d'autres sources d'exploration, il faut bien convenir que cette action est inconnue. Alors la pensée exprimée par *contrariis*, n'a aucun fondement ni aucune vérité, et l'aphorisme *contraria contrariis* ne signifie pas plus que *ignota ignotis*.

Telle est pourtant la devise de cette thérapeutique, en faveur de laquelle l'Académie repousse toute innovation ! Les faits ont trop démontré que cette partie de la science en est la moins positive ; qu'elle n'atteint les maladies que par à peu près, et qu'elle n'est jamais assurée de l'effet de ses remèdes. Dans l'état actuel de la science, elle est toujours une expérimentation périlleuse, comme le prouvent cette sentence hippocratique : *Ostendit curatio morborum naturam eorum,* et la règle de porter une continuelle attention aux *juvantibus et lædentibus,* et enfin la loi de ne persévérer dans un traitement que *ab usu in morbis.* Toutes ces précautions ne décèlent-elles pas l'incertitude des principes ?

Cette imperfection est décourageante pour le jeune médecin qui craint d'être trompé, et de hasarder une prescription qui serait fatale à son malade. Elle est aussi embarrassante pour le vieux praticien ; averti par les faits de la futilité des indications curatives les plus savantes, il finit par douter, dans les cas malheureux, si ses médications ont été vaincues par la maladie, ou si le malade n'a succombé que sous les remèdes. — La pratique a conduit beaucoup de médecins à l'incrédulité de leur science, comme la délicatesse a éloigné de la pratique beaucoup de jeunes docteurs qui n'ont pas

osé courir les chances d'une méthode dont leurs méditations leur avaient dévoilé l'incertitude.

Ces vérités ne sont plus un secret pour le public :
il ne s'étonne plus de voir guérir des maladies par des
remèdes qui, d'après les opinions reçues, devaient être
nuisibles. La science finit par inspirer moins de confiance, et c'est parler avec éloge d'un médecin que de
dire qu'il donne peu de remèdes, c'est-à-dire qu'il fait
peu de médecine.

Des imperfections aussi graves appellent nécessairement une réforme dans les théories et dans les pratiques médicales. L'humanité et le sentiment de nos devoirs nous imposent la loi de chercher une méthode
qui, retraçant fidèlement la marche de la nature dans
les altérations de la santé, ne donne que des conseils
rigoureux et certains, précise ce qu'il faut faire et ce
qu'il faut éviter, et anticipe ainsi les bienfaits de l'expérience. Cette doctrine serait le flambeau salutaire à
l'aide duquel on pourrait consulter sans danger tous
les écrits de nos pères, et retirer d'un juste oubli de
nombreuses vérités étouffées par une masse de suppo-
sitions et d'erreurs. La science qui veille à la conser-
vation des individus, n'a de valeur que par la certitude
de son application, que par la possibilité de prévoir
l'avenir par le présent. La médecine actuelle n'offre

point encore cet avantage. Ce défaut ne saurait être contesté par aucun esprit sage : aucune théorie n'a même abordé directement cette difficulté, si ce n'est l'homœopathie, qui se flatte de l'avoir résolue.

Il n'entre dans mon plan de faire ici ni l'histoire, ni l'exposition de la doctrine des semblables ; mais je suis forcé d'en indiquer quelques principes fondamentaux pour être compris par ceux qui ne pourraient consulter les écrits de la nouvelle école.

L'inefficacité des traitemens opposés à nos maladies, ne pouvant s'expliquer que par des situations différentes de l'organisme dans des maladies qu'on avait cru identiques, *Haller* ne fut pas le premier qui soupçonna qu'on obtiendrait une connaissance plus vraie de l'action des remèdes par leur étude sur l'homme sain. Hahnemann a eu le courage de faire ces essais sur lui-même. Il ne tarda pas à s'apercevoir que les substances médicamenteuses produisaient chez l'homme sain des symptômes analogues à ceux qu'elles guérissaient chez le malade. Il fut ainsi conduit à supposer qu'elles ne produisaient cet effet chez l'homme malade, que parce qu'elles en avaient déterminé un analogue chez l'homme sain. Il répéta long-temps ces essais chez des individus dans l'état de santé parfaite, et en contrôla les résultats dans leur application à l'état de

maladie. Des faits heureux lui annoncèrent que sa supposition était vraie, et que le médicament, qui produi-
sait dans l'état de santé certains symptômes, suffisait
pour les faire cesser chez le malade. Ces expériences,
qui, comme nous l'avons déjà dit, sont la seule partie
authentique de la médecine, ont été répétées avec un
égal succès par un millier de médecins; elles sont l'u-
nique base de l'homœopathie.

Le sens commun dit qu'il n'est pas possible que tant
de savans, personnellement étrangers les uns aux autres, tiennent un langage aussi uniforme, s'ils ne sont
pénétrés d'une même conviction. Pour contester l'au-
thenticité de ces résultats, qui oserait supposer que
tant d'expérimentateurs aient publié un aussi grand
nombre de mensonges, et se soient entendus, d'un
bout de la terre à l'autre, pour s'avilir en mentionnant
simultanément des faits que le moindre examen peut
détruire à l'instant?

Mais, si l'on ne veut pas s'en rapporter à l'assertion
consciencieuse de nos contemporains, que ne cherche-
t-on dans les écrits de nos prédécesseurs? On y trouvera
nombre prodigieux de faits semblables. J'en prendrai
quelques-uns chez les auteurs les plus recommanda-
bles. Dans le 3.ᵉ livre des épidémies, le père de la méde-

cine et de l'aphorisme *contraria contrariis curantur*,
fournit un exemple de choléra-morbus guéri par l'el-
lébore qui produit cette maladie. Long-temps après,
Willis et *Sennert* assurèrent que dans la suette, on
n'a obtenu des succès réels que dès l'instant où l'on a
combattu, par des sudorifiques, les sueurs par lesquelles les malades étaient enlevés. *Hoffmann*, *Stalh*
et *Qnarin* déclarent que la mille-feuille produit des
hémorrhagies et suffit pour les faire cesser. *Huxham*,
Treid, *Hoffmann* et *Cullen* reconnaissent que le cam-
phre altère la sensibilité, et diminue les forces; ils le
prescrivent pour guérir ces symptômes. *Sydenham* em-
ployait avec succès l'opium, pour guérir des fièvres dont
l'assoupissement est un des caractères; de nos jours,
le docteur *Bretonneau*, célèbre praticien de Tours, conseille de combattre la dyphtérite par l'application d'un
acide qui suffit pour la produire. *Petit*, de Lyon, gué-
rissait les érysipèles en posant un vésicatoire sur le lieu
enflammé.

Laënnec, avouant qu'il avait retiré d'heureux effets
des *alkalins* dans l'asthme humide, dit qu'il se servait
de ce remède, qu'aucune doctrine n'autorisait, « comme
» d'un *x* algébrique pour examiner quelques-unes des
» propriétés d'une cause de maladie, chose qui de sa

» nature peut bien passer pour une inconnue, et pour
» arriver, s'il se peut, à la dégager de l'économie ».
Après avoir dit qu'il n'y attachait aucune importance, il ajoute, plus loin, que, par ces moyens, il procurait
des soulagemens très-grands et durables à ses malades.

La découverte de Hahnemann donne le mot de ces
énigmes, de ces faits jusqu'à ce jour inexpliqués,
qu'une érudition facile pourrait multiplier à l'infini, et
montre que ces cas, déclarés rares et exceptionnels,
ne sont que des faits homœopathiques.

On aurait des preuves surabondantes que la théorie
des semblables a été offerte par les faits à tous les âges ;
qu'il ne faut être étonné que de voir passer à côté d'elle,
sans la reconnaître, tant de siècles riches en faits de
cette nature, tant d'hommes d'un immense savoir qui
eussent pu la produire au grand jour. C'est au génie
immortel de Hahnemann, éclairé par la médecine de
tous les temps et de tous les lieux, que cette gloire était
réservée. Sa découverte va rattacher à un corps de
doctrine tous ces faits épars, que l'amour de l'humanité doit interroger de nouveau.

Les faits observés depuis sont innombrables ; tous
conduisent naturellement à une conclusion aussi rationnelle que simple. Chaque maladie n'est qu'une in-
dividualité qui ne se réproduit jamais avec les mêmes

traits , et, par conséquent , n'admet jamais un traitement uniforme et calculé d'avance.

La nouvelle doctrine ne voit dans la plupart des maladies qu'un désaccord purement dynamique de la force
vitale, et attend la guérison de la réaction de cette même force vitale, contre un médicament bien approprié ;
voilà toute sa doctrine.

La simple exposition des faits forme ainsi toute la
pathologie spéciale de l'homœopathie. Elle ne s'occupe
que de ce que nos sens peuvent apercevoir, Les erreurs
de nos maîtres nous ont fait connaître les dangers de
l'imagination qui voudrait porter l'esprit humain au-
delà de ses bornes. L'observateur doit s'arrêter là où
l'évidence lui échappe.

Le médecin homœopathe renonçant à toute espèce
de conjectures, éclairé par l'anatomie et la physiologie, applique tous ses soins à recueillir tous les symptômes , et à les apprécier selon leur degré d'importance. Il constate quelles parties sont primitivement
malades, et quelles autres altérations ne proviennent
que de la sympathie qui unit toutes les parties de
l'organisation ; il s'informe aussi minutieusement de
toutes les causes occasionnelles , comme de toutes les
circonstances sous l'influence desquelles peut se trouver
le malade, telles que l'âge, le tempérament, le régime.

Enfin, il lui reste la tâche bien plus difficile d'acquérir des notions précises sur l'état moral du malade. Des expériences nombreuses ont prouvé à Hahnemann et à ses disciples la vérité de cette sentence hippocratique : *animi mores corporis temperiem sequuntur*, qui serait également juste en la retournant de cette manière : *animi mores corporis temperies sequitur*.

Une liaison intime des facultés physiques et morales préside à leur développement, et exerce une influence réciproque sur leurs désordres.

Les médecins et les philosophes disent que la tranquille succession des phénomènes du corps et des opérations de l'esprit, constitue la santé de l'un et la sagesse de l'autre.

Ces deux parties de l'organisation n'acquièrent leur perfection que par l'exercice. Les maladies du physique et du moral offrent les mêmes points de contact; il en est dont le germe est héréditaire, et d'autres qui naissent des rapports sociaux. Combien de désordres se propagent par contagion, et portent dans les idées cette exagération et cette instabilité qui sont aux actes de l'entendement, ce que les convulsions sont au mouvement !

La médecine, et la philosophie qui se dit ausssi la médecine de l'esprit, ont trop généralisé leurs conseils de traitement, ont fait trop d'abstractions, n'ont pas assez distingué les individualités, la force et la supériorité des unes, la faiblesse et l'ignorance des autres. La doctrine de Hahnemann constate toutes ces différences, et sait les convertir en élémens de guérison.

La thérapeutique, que nous avons dit être la partie essentielle de la médecine, consiste, dans la nouvelle doctrine, à changer les symptômes des maladies, dont la cause est souvent inconnue, en une affection artificielle ou médicamenteuse de courte durée.

Ses remèdes annoncés comme utiles par des expériences sur l'homme sain, ont été expérimentés sur le malade, et l'observation a répondu qu'ils désaccordent l'organisation d'une manière analogue au désaccord produit par les maladies naturelles. Des faits nombreux ont prouvé que cette réaction était suivie de la guérison.

Ses règles se réduisent à celle-ci : après avoir étudié tous les phénomènes qui accompagnent un cas morbide, il faut chercher le médicament qui offre le plus grand nombre de rapports avec les effets pathogénétiques produits par cette substance. Plus ce rapport sera prononcé, plus tôt on obtiendra, par l'administration de ce remède, la cessation du désordre naturel, plus tôt on aura fait cesser les symptômes, c'est-à-dire l'état maladif.

Chacun des symptômes sera ainsi combattu l'un après l'autre ; un vieil apologue peut donner une idée assez claire de ce mode de traitement , en l'opposant à celui de l'ancienne doctrine : un homme cherchait vainement à arracher la queue d'un cheval , en la tirant tout entière ; un autre survint et se mit à tirer un crin après l'autre ; l'animal n'eut bientôt plus de queue.

Quand le médecin peut reconnaître la cause, elle réclame le premier soin. Il doit attaquer les phénomènes morbides selon leur degré d'importance ; il ne traite que secondairement les signes sympathiques, qui disparaissent le plus souvent après la guérison des symptômes essentiels. Le choix des remèdes est constamment influencé par la connaissance de l'état moral , et des circonstances dans lesquelles se trouvent placés les malades.

L'emploi de chaque remède est suivi d'une aggravation causée par la réaction de la maladie naturelle , contre la maladie médicamenteuse ; cette sur-excitation morbide est toujours proportionnée à l'intensité de la maladie , à l'énergie du remède , et à la force de la dose ; dans les cas aigus , elle est suivie d'un sommeil bienfaisant , après lequel les malades sont soulagés ou

3

guéris. Souvent les aggravations sont moins régulières. Quant aux succès obtenus par l'homœopathie dans les affections chroniques, ils montrent la vérité de cette pensée du célèbre *Dumas*, de Montpellier, qui disait que ces maladies, d'une longueur désespérante, ne sont que le résultat de plusieurs affections élémentaires, qui demandent un traitement relatif à chacune d'elles.

La connaissance, si douteuse autrefois du mode d'action des remèdes, étant devenue certaine par l'expérimentation sur l'homme sain, on distinguera facilement les symptômes positifs de la maladie primitive, des résultats éventuels du mode de traitement.

L'homœopathie ne donne qu'un seul remède à la fois, et attend la fin de son action avant d'en donner un autre qui pourrait produire le contraire de ce qu'on veut obtenir. De cette manière, elle arrête dans leur marche les maladies aiguës, et guérit le plus grand nombre des maladies chroniques.

L'homœopathie offre encore des remèdes assurés contre une foule de souffrances, de symptômes habituels qui paraissent trop isolés, pour mériter de figurer dans les cadres nosologiques, mais qui n'en sont pas moins un tourment continuel pour ceux qui les éprouvent, tels que la constipation, l'odeur de l'haleine, etc.

Elle proscrit l'emploi de ces applications douloureu-
ses, qui, pour détourner au loin un mal inconnu, donnent une nouvelle maladie. Ses moyens spéciaux rem-
placent presque toujours les évacuations débilitantes.
On ne saurait contester qu'elle guérit plus vîte que toutes
les autres doctrines, et que si la maladie était abandonnée aux seuls efforts de la nature.

Si les fortes doses de l'allopathie détournent pour un
instant la maladie de son siége primitif, cette guérison
n'est que palliative ; il est facile de vérifier que celles
de l'homœopathie sont radicales. En effet, Hahnemann
a bien prouvé que deux maladies ne pouvant exister à
la fois sur un même point, l'homœopathie, en provoquant un nouvel état morbide analogue dans l'organe
malade, agit d'une manière plus sûre ; la maladie naturelle est remplacée par celle qui résulte des petites doses,
et la réaction de la force vitale a bientôt fait disparaître
l'effet de ces dernières.

L'observation prouve encore que ces traitemens pré-
viennent les longues convalescences, ces renaissances
orageuses à la vie que le moindre souffle peut encore
détruire.

Les faits rapportés dans les quatorze journaux homœopathiques, publiés en Europe, donnent la preuve
irrécusable de ces bienfaits de la nouvelle doctrine ;

et comme je l'ai déjà dit, l'érudition peut aisément les multiplier, en recherchant, dans les anciens auteurs, ces histoires de guérison qu'ils regardaient comme des anomalies inexplicables, parce qu'elles faisaient exception à leur théorie.

L'homœopathie offre ses médicamens commé spécifiques, non contre les maladies, mais contre les symptômes ; elle pense qu'ils agissent plus par leur qualité, que par leur quantité. Chacun de ces remèdes a une durée d'action, fixée par l'expérience, et variant depuis cinq minutes jusqu'à quarante jours.

Tous ces médicamens sont préparés d'une manière assez uniforme. En général, un grain ou une goutte de la substance médicamenteuse est incorporé avec cent grains de sucre de lait, ou cent gouttes d'alcohol, et dynamisé jusqu'à trente fois. Cet unique mode de préparation des remèdes, remplace les potions, les pilules, les décoctions, les infusions, les solutions, etc., dans lesquelles il y a souvent décomposition de leur base par les mélanges, la fermentation, etc.

Les faits prouvent encore que les vertus des remèdes, souvent latentes, sont développées, ou accrues par la division et par le frottement qui fournissent des degrés différens de dynamisation, suivant une loi constatée par l'expérience, mais qui n'est pas encore expliquée. « Il y a

» là-dessous un mystère qui a échappé à tous les regards,
» dit Hufeland, l'un des premiers praticiens de Ber-
» lin, et même de l'Europe. Quant à moi, dit cet au-
» teur, je suis bien convaincu que la quantité des re-
» mèdes actuellement employée, n'est pas le principe
» de leur action, et que, dans plusieurs cas, un seul
» grain agit avec plus de force que dix ; enfin que la
» plus petite quantité produit souvent une action qu'on
» n'observe pas avec les grandes doses du même médi-
» cament * ».

Le médecin homœopathe donne rarement une goutte
entière de la dynamisation ou atténuation du remède
indiqué. Une goutte peut imbiber cent globules, et
on n'en administre ordinairement que trois ou quatre.
J'ajouterai qu'aucun dégoût n'accompagne l'usage de
ces remèdes, et que leur exiguïté les présente à l'organisme d'une manière inaperçue.

Quelques médecins ne connaissent de l'homœopathie
que les petites doses, et d'autres croient qu'elle ne
consiste que dans l'administration de globules ; enfin il en est fort peu qui distinguent les principes des
moyens, le fond de la forme.

Les doses sont prescrites aussi faibles que possible,
parce qu'elles doivent agir sur des organes dont la sen-

* Pathogénésie, vol. 2, p. 152.

sibilité est considérablement accrue ; la quantité du remède administré paraît n'être rien , en comparaison de celle de l'ancienne thérapeutique qui doit employer de très-fortes doses, puisqu'elle les dirige sur des organes sains pour déplacer la maladie.

Les doses homœopathiques ne sont point absolues ; le médecin les élève ou les abaisse selon les cas , jusqu'à ce que leur effet salutaire soit produit, après avoir occasionné au malade le moindre trouble possible. Elles sont plus fortes dans les maladies chroniques que dans les affections aiguës , où l'intensité du mal oblige de les diminuer beaucoup.

L'homœopathie , bien certaine de l'efficacité de ses doses, pense qu'elles ne peuvent devenir nuisibles, bien que le vulgaire répète que les remèdes qui ne peuvent faire du mal, ne sauraient faire du bien. La nouvelle doctrine , ne s'occupant que des symptômes, dirige ses moyens contre un organe souffrant, et dont la susceptibilité est considérablement accrue ; si alors le remède est bien choisi ; la faible dose est suffisante ; dans le cas contraire , le remède administré n'aurait d'action que sur un organe , dont la sensibilité ne serait pas exaltée ; alors la faiblesse de la dose ne pourrait produire aucun effet nuisible.

Cependant, tous les médecins homœopathes ne pous

sent pas aussi loin que *Hahnemann* la division des remèdes. — *Braun*, le doyen de la nouvelle thérapeutique, âgé de quatre-vingt-six ans, et l'un des plus ha-
biles, s'en tient à la première dynamisation, et administre des doses d'un ou deux centièmes de grain. Avec
la belladonne ainsi préparée, il a guéri vingt hernies
étranglées ; il ne répète les doses que dans les cas de
danger. Le docteur *Kopp*, célèbre praticien de Hanau,
qui a commencé par combattre la doctrine *similia similibus*, l'a ensuite adoptée pour y rester toujours fidèle ;
mais il a beaucoup élevé les doses des remèdes homœopathiques qu'il donne à deux ou trois grains, ou gouttes, tous les jours.

Le premier pas vers la perfection est de savoir en
quoi elle consiste ; celle de l'homœopathie ne peut être
que le fruit de méditations continuelles sur de nouvelles et nombreuses observations. J'avoue qu'il reste encore beaucoup à faire pour que cette théorie arrive au
degré de perfectionnement désirable pour l'humanité.
Cette tâche ne saurait être accomplie par une seule gé-
nération. La nécessité de ce travail ne doit pas plus
diminuer notre reconnaissance envers *Hahnemann* et
ses disciples, que les erreurs des pères de l'art ne peuvent infirmer le mérite de leurs observations.

J'ai indiqué, sans exagération, les imperfections de
la doctrine rationnelle ; j'ai prouvé qu'elles étaient la

conséquence de la fausse route que l'on avait suivie : je
serai aussi sévère envers l'homœopathie ; j'indiquerai ses
moindres lacunes, quoique je sois bien convaincu
qu'elles ne tiennent encore qu'au peu de temps qui s'est
écoulé depuis la découverte de son principe. Vingt-six
siècles de travaux glorieux n'ont pu compléter la théorie
des contraires, et celle des semblables n'est précisée
et bien connue que d'un petit nombre de médecins,
et depuis peu d'années.

D'un autre côté l'étude de l'homœopathie offre beaucoup de difficultés aux médecins français qui ignorent la
langue allemande, langue maternelle de l'homœopathie.
Nos traductions actuelles sont insuffisantes pour tous
les besoins. On n'y trouve pas le traitement de tous les
cas morbides. Tout ce qu'on a publié jusqu'à ce jour ne
peut servir utilement qu'au médecin, non-seulement
profondément instruit dans nos écoles et nos livres,
mais encore par une expérience propre. Les conseils de
l'homœopathie n'ont encore de valeur que pour celui qui
peut comparer les résultats des deux doctrines. Je con-
viendrai même qu'il faut avoir été témoin éclairé des
guérisons homœopathiques, pour apporter quelque ar-
deur à l'étude des ouvrages sur cette thérapeutique,
et à celle des symptômes accumulés dans la matière
médicale pure.

On peut aussi découvrir quelques erreurs dans ce

grand travail ; mais quelle conception humaine en est exempte ?....

Dans les remarques pathogénétiques sur chaque subs-tance médicamenteuse , les observateurs n'ont pas dis-tingué les effets primitifs des effets secondaires , ou bien ont mis quelque confusion dans cette indication.

L'importante question de la répétition des doses , est encore aussi vague que les règles de la posologie allo-pathique. L'application des principes des deux doctri-nes à cet égard, semble abandonnée au génie ou à l'ex-périence de chaque médecin particulier. Il en est résulté des malheurs pour l'ancienne pratique ; on doit les pré-venir pour la nouvelle. *Hahnemann* a déjà beaucoup perfectionné cette partie importante , depuis ses pre-mières publications.

Mais ces difficultés qui ne concernent que des détails, ne peuvent être résolues que lorsque le principe de la doctrine sera plus généralement adopté ; l'homœopa-thie, alors cultivée par nos adversaires, s'enrichira bien-tôt de nouvelles vérités , que l'esprit humain ne peut découvrir sans avoir été fécondé par l'expérience ; mais pour rendre hommage à l'évidence , faut-il attendre que cette doctrine soit parfaite ?

Je n'ai dissimulé aucune des lacunes de cette théorie si jeune , relativement à son aînée ; je ne craindrai pas non plus de reconnaître l'erreur de quelques enthou-

siastes qui, séduits par des succès inespérés, ont pu
croire que l'homœopathie devait tout bouleverser, et fon-
der une médecine toute nouvelle. Cette prétention s'ex-
plique facilement. Toute découverte innattendue cause
une confusion momentanée dans la science qu'elle con-
cerne, elle imprime à l'édifice ancien une secousse qui
en ébranle les fondemens, et fait songer à lui donner
une toute nouvelle disposition : le choc dure encore.

Tous les médecins disposés à admettre la vérité, doivent convenir que l'homœopathie paraît aujourd'hui la
meilleure route à suivre, pour porter la médecine au
plus haut degré d'utilité, et pour ne lui donner d'autres
bornes que celles de la nature elle-même ; ses principes
imposent silence à toutes les conjectures, et portent
avec eux cette évidence de clarté, compagne insépa-
rable de la vérité, et qui, tôt ou tard, entraîne l'as-
sentiment universel.

Ce résultat deviendra plus évident, lorsque j'aurai répondu à toutes les objections hasardées contre l'homœopathie, soit par les médecins, soit par les académiciens.
Je vais démontrer l'inconséquence des reproches adres-
sés à cette doctrine ; mais je dédaignerai de répondre
à la paresse, qui ne veut pas descendre à de nouvelles
et pénibles études, et qui tient à prudence de n'ac-
cueillir les nouvelles doctrines que lorsqu'elles sont si

généralement reçues, qu'on se trouve en quelque sorte obligé de les admettre sans les examiner. Je n'ai rien à dire, ni à la routine, qui craint de s'écarter du sentier qui l'a conduite d'une erreur à l'autre, ni à la jalouse médiocrité, qui ne calomnie que pour excuser son ignorance. Je voudrais pouvoir taire d'autres causes de récrimination. La science est une propriété intellectuelle, à laquelle le médecin attache d'autant plus de prix, qu'elle lui a coûté plus de peine à acquérir. — Il craint de la voir discréditer par des améliorations qu'il pourrait bien s'approprier, mais dont la certitude ne lui est pas encore démontrée, ou est niée par des autorités qu'il respecte. Si peu d'hommes pensent par eux-mêmes; la perplexité est grande, le danger est imminent. C'est pour ces médecins consciencieux que je vais repousser d'abord les objections faites contre l'homœopathie par le peuple médical; je m'occuperai ensuite de répondre aux assertions officielles de l'Académie.

Les doses homœopathiques sont trop exiguës pour produire aucun effet; elles ne sont que des riens, ou une médecine expectante.

L'ignorance répète chaque jour cette objection que les faits démentent; elle ajoute qu'il est impossible d'attribuer aucune action à ces doses. Mais je demanderai à ces redoutables adversaires s'ils comprennent les grandes doses de leur pratique; ils seront forcés de convenir qu'ils l'ignorent. Cela prouve d'abord qu'on n'a pas besoin d'être instruit du mode d'action des doses, grandes ou petites, énormes ou exiguës, pour les prescrire dans les cas bien observés, où les résultats ont démontré leur utilité. Laissons à la présomption cette ambitieuse idée, que la nature ne saurait rien faire que nous ne puissions comprendre, et qu'il ne soit facile d'expliquer.

Qu'on demande à la physique si l'action des corps est toujours en raison de leur poids : elle répondra que les agens les plus puissans de la nature, l'électricité, le calorique, etc., sont impondérables et imperceptibles à nos sens.

La chimie montre, chaque jour, l'action des corps organiques ou inorganiques, les uns sur les autres, bien que réduits aux plus faibles quantités, et moindres que des doses homœopathiques. Une solution d'amidon rend sensible la présence d'un trente-deux millionième de grain d'iode, par une coloration et une saveur spéciales; le sulfate de cuivre fait reconnaître, dans un liquide, la présence d'un vingt millième d'acide hydrocyanique. Qui pourra penser que des substances qui réagissent aussi fortement l'une sur l'autre, n'exerceront aucune action sur l'organisme vivant? *Dumas* dit avoir vu périr, dans une demi-minute, le moineau auquel

il avait fait avaler une goutte d'une solution contenant
un centième de grain de *cyanure de potassium*. Rien
n'est plus facile que de vérifier soi-même, qu'une solution aqueuse de strichnine faite à froid, et ne contenant qu'un six millième de son poids, peut être éten-
due dans cent fois son volume d'eau, et conserver une
amertume fort désagréable.

Comment un médecin, éclairé par ces faits incontestables, refuserait-il d'admettre la réaction de l'organisme, dont la susceptibilité est augmentée par l'état
de maladie, contre des substances qui conservent une
telle activité à des doses si faibles ? Il ne peut douter
que le corps humain tout entier ne se ressente de cette
action, qu'il ne comprend pas davantage.

Si le savant peut seul répondre par ces faits concluans,
il n'est personne qui ne détruise également l'objection
avec autant de facilité, en citant ce que nous pouvons voir
tous les jours. Qui ne sait que des fleurs ou des plantes
odorantes conservées dans des appartemens clos, occa-
sionnent des vertiges et des syncopes ? Les molécules de
plâtre, répandues dans l'atmosphère d'un appartement
nouvellement réparé, ne produisent-elles pas des maux
de tête, d'yeux ou de poitrine ? Qui peut calculer la quantité de ces substances qui ont pénétré dans le corps,
pour y produire un désaccord si pénible et si grave ?

Dans l'Inde, les Bramines colorent avec le cinabre les bougies qui ornent leurs pagodes ; les voyageurs assurent qu'on est pris de salivation, après en avoir vu brûler quelques pouces. En Chine, les voleurs s'assurent de l'impunité, en allumant des pastilles dont la fumée plonge dans l'assoupissement ceux qu'ils viennent dépouiller. Je pourrais multiplier à l'infini ces preuves de l'action forte des doses imperceptibles d'un grand nombre de substances sur notre organisme. Elles ne sauraient être contestées que par ceux qui sont résolus à tout nier. — Ce n'est pas pour eux que j'écris.

Mes adversaires diraient-ils que les grandes doses de l'ancienne doctrine sont plus proportionnées à la force du mal ou de ses causes ? Mais connaît-on le volume ou le poids du principe matériel, qui est le germe de la gale, de la scarlatine, de la fièvre des marais, etc. ? Le miasme invisible, qui répand la peste, ajoute-t-il au poids de la lettre qui va la propager ? La petite goutte, dont l'insertion produira la vaccine et préservera de la petite vérole, doit elle avoir un poids rigoureux ? On ne saurait répondre à ces faits évidens, ni les nier. On sera réduit à garder le silence, comme dans l'Académie, quand M. Pariset a demandé quelle quantité de mercure s'unissait au lait d'une nourrice, pour guérir un nouveau né de la syphilis congéniale.

Quand on a médité sur les travaux de Hahnemann et de son école, il ne faut pas de grands efforts d'intelligence pour concevoir la possibilité d'action des faibles doses. Les médicamens agissent selon la loi des spécifiques, et lorsqu'ils sont bien choisis, ils portent directement leur action sur la partie malade. Ils y provoquent un désordre analogue à celui qui existe déjà, et qu'ils surpassent un peu en intensité. Alors se vérifie la sentence hypocratique, confirmée par toutes les générations médicales, qui dit qu'une douleur plus forte fait taire la plus faible. Hahnemann y ajoute une nouvelle pensée : il dit que deux maladies identiques ou analogues ne peuvent exister en même temps sur le même organe ; la maladie naturelle plus faible doit cesser par la maladie médicamenteuse plus forte, qui à son tour est dissipée par la réaction vitale.

La guérison est ainsi produite par de très - petites doses, qui n'auraient produit aucun effet sur un organe sain, mais qui sont suffisantes pour stimuler un organe malade, et irritable par la moindre impression. Dans l'état de santé, l'œil peut long - temps se fixer sur la lumière la plus vive ; dans l'état de maladie, le demi-jour est de trop, et peut lui causer des souffrances intolérables.

Bien que les faits fournis par les sciences naturelles

eussent suffi pour détruire cette objection tant répétée, que les doses homœopathiques ne font rien, j'ai voulu combattre, avec quelque développement, ce reproche qui vient le premier à l'esprit du vulgaire. Cependant j'aurais pu me borner à répondre qu'il ne s'agit pas ici de comprendre ou de nier l'efficacité des doses infini-tésimales, mais que l'important est de vérifier si elle est réelle. Interrogez les malades, voyez les faits, et ils vous répondront que la maladie cesse sous l'influence de ces petites doses. J'en conclus qu'elles ont agi, et que leur action est puissante. Mes honorables adver-saires peuvent en déduire une autre conséquence tout aussi vraie, c'est que la maladie qui avait été vaine-ment combattue par les fortes doses, et qui guérit après l'emploi des infiniment petites, n'était entretenue que par les premières qui, conséquemment, étaient nuisi-bles.

Lhomœopathie n'est rien; on peut l'apprendre en deux jours.

Il serait fort heureux que cette objection eût quelque vé-rité; un trop grand nombre de docteurs ne serait plus ex-cusable d'ignorer la nouvelle doctrine; mais comment

concilier ce reproche avec celui de tant de praticiens,
qui ont consacré beaucoup de veilles à cette étude, et
qui n'ont encore pu se pénétrer de son esprit, au point
de pouvoir en faire, consciencieusement, l'application ?

Il est vrai que l'homœopathie exige bien plus de temps
et d'attention que l'exercice de l'ancienne doctrine, et
offre plus de difficultés. Ce n'est même qu'après une
assez longue expérience, que l'on peut assez bien se
ressouvenir des effets pathogénétiqnes des médicamens,
pour les comparer promptement aux symptômes de la
maladie naturelle. C'est sans'doute un inconviénent
que les progrès de la science feront disparaître, mais
ce ne peut être une objection fondée.

J'ai prouvé que cette doctrine réclamait avant tout
une connaissance approfondie de l'anatomie, de la physiologie, de la pathologie générale, et de toutes les
parties positives de l'ancienne médecine. —Je doute
qu'il existe quelqu'un doué d'une assez haute intelligence et d'une assez vaste capacité pour retenir tout
cela dans quelques jours.

Les remèdes homœopathiques sont des poisons.

Tandis que les uns disent que les remèdes homœopathiques ne font rien, d'autres affirment que ce sont

4

des poisons, sans se douter que tous les remèdes peuvent devenir des poisons; et que la nouvelle doctrine n'en emploie pas un seul qui ne lui ait été fourni par l'ancienne. Si ces remèdes sont dangereux, pourquoi les administre-t-on, et à des doses cent millions de fois plus fortes que dans l'homœopathie? A-t-on voulu dire que ces substances n'étaient dangereuses qu'à doses infinitésimales, que lorsqu'elles sont données à longs intervalles, par des médecins qui en connaissent le mode d'action, tandis qu'elles sont utiles à grandes doses, prodiguées tous les jours et sans savoir pourquoi? Voilà pourtant la seule valeur de cette objection.

Nous répondrons ensuite et toujours par les faits : qu'on aille s'enquérir auprès des malades qui ont été traités par cette doctrine, et ils répondront qu'aucun de ces médicamens n'a agi chez eux comme un poison.

D'autres savans ont dit que l'homœopathie n'est que palliative, et qu'elle ne guérit que les lésions de fonctions, ou les maladies dynamiques.

Encore un reproche contradictoire.

En disant que les médicamens homœopathiques sont palliatifs, on convient qu'ils ont fait cesser des symptômes importans. Certes on ne peut attendre ces résultats

de la pure expectation et des remèdes palliatifs ; quoique ceux-ci soient encore précieux, et qu'en outre ils
n'offrent aucun danger.

La distinction des maladies que l'homœopathie guérit, n'est pas plus exacte ; l'expérience prouve que cette
méthode a souvent guéri des lésions organiques , qui
avaient résisté à des traitemens faits selon les règles
des anciennes doctrines.

*L'homœopathie ne guérit que par le régime ou
l'abstinence.*

L'ancienne doctrine a très bien senti l'importance
du régime, et lui a dû des succès éclatans ; l'homœopathie n'a souvent rien à ajouter aux règles tracées pendant les longs et inutiles traitemens qui ont précédé
son emploi, et pendant lesquels la maladie persistait.
Si elle cède aux doses infinitésimales , dire alors que
c'est le régime qui a guéri, pourrait être appelé une
assertion sans fondement. Cette remarque n'est pas
plus vraie que celle qui attribue la guérison à l'abstinence, car il est de principe en homœopathie, que
jamais le malade ne doit souffrir de la faim ; la quantité des alimens n'est jamais en question ; leur qualité
seulement est l'objet de l'attention , car ils ne doivent

pas contrarier l'action des remèdes ; s'il en était autre-
ment , on pourrait dire , avec vérité , que l'homœopathie
n'est pas rationnelle.

*L'homœopathie est en contradiction avec les prin-
cipes , et détruit indistinctement tout ce qui a été fait
en médecine jusqu'à nos jours ; elle anéantit la science.*

Je conviens que la première partie de cette proposition est exacte , mais je suis loin de voir dans cette
assertion un motif de reproche , puisque j'ai prouvé
qu'il y avait plus d'hypothèses que de vérités dans les
anciennes théories. D'ailleurs , de quels principes veut-
on parler ?

Est-ce des principes généraux de la médecine ? Je
n'en connais pas d'autres que l'anatomie , la physiologie
et la pathologie, dont j'ai annoncé l'importance ; ce sont
les flambeaux de l'homœopathie , et ceux qui mécon-
naissent leur utilité n'ont pas la moindre idée de la
nouvelle doctrine.

Veut-on parler des principes du traitement des maladies ? Je demanderai s'il y a des principes absolus
qu'il suffise d'indiquer pour être compris : je n'en connais pas.

Si l'on avait voulu parler des principes dans lesquels

un médecin a été instruit, et dont l'incertitude est si évidente, je pourrais dire que ceux qui y tiennent le plus, sont ceux qui les ont admis sur la parole du maître, et retenus sans les apprécier. En sortant de l'école, chaque médecin les a refaits à sa manière, et nul n'a les mêmes. Je demanderai à tous mes confrères, et je m'en rapporte à leur bonne foi, s'ils ne se sont jamais écartés des principes absolus, et s'ils n'ont pas dû en faire plus d'une fois le sacrifice pour ne pas compromettre la vie des hommes qui s'abandonnaient à eux ?

Au début de sa carrière médicale, le praticien est d'abord guidé par le souvenir des faits qu'il a observés ; plus tard, il en rencontre qui sont insolites. Pour les combattre avec quelque probabilité de succès, il appelle à son secours l'analogie ; ce guide est souvent insuffisant ; l'imagination fournit alors la solution spéculative de la nouvelle difficulté, plus promptement que l'observation n'en a présenté une réelle. On doute rarement de la bonté de ses idées ; favorisées par quelques résultats heureux, les conjectures deviennent des démonstrations, et on arrive peu à peu au fanatisme des opinions. L'estime de sa doctrine personnelle fait de chaque médecin l'ennemi secret de toutes les autres, selon le degré d'opposition qu'il leur suppose à ses principes.

Les académiciens qui ont répété cette objection, voulaient-ils dire que l'homœopathie est opposée à leurs principes? Je dirai à mon tour que ce corps savant est formé de la réunion des opinions les plus contradictoires; que tandis que l'un de ses membres place la vie dans les solides, l'autre la place dans les liquides ; tel veut que son centre soit le cerveau ; tel autre le met dans l'estomac. On remarque dans l'Académie, comme dans la société, des médecins vitalistes qui attribuent tout au désordre de la puissance vitale, et conseillent toujours des calmans ; on y trouve des partisans du controstimulus, qui voient partout des phlogoses, même sans qu'elles soient annoncées par aucun signe extérieur ; on y rencontre des humoristes qui comptent bien reprendre le rang dont *Pinel* les a dépossédés, et qui, en attendant, prescrivent autant de purgatifs que *Guy Patin,* etc. Certes l'homœopathie repousse tous ces principes systématiques, mais on ne me prouvera pas que ce soit un mal.

Qui a pu imaginer que l'adoption de la nouvelle doctrine fût un coup mortel porté à la médecine ? Une accusation semblable a été dirigée contre toutes les découvertes importantes qui ont modifié ou perfectionné quelque science. Dans l'astronomie, le système de Ptolémée avait prévalu pendant dix siècles; il fut renversé par les découvertes de Kopernic et de Galilée, qui constatèrent le mouvement de la terre autour du soleil : non-seulement cette science n'en a pas moins subsisté ; mais, encore, elle a dû à cette révolution d'immenses progrès.

Les théories de *Galien* s'écroulèrent devant la découverte de *Harvey*, qui annonça la circulation du sang. Cette vérité inattendue éprouva l'opposition que rencontre aujourd'hui l'homœopathie ; seulement alors on disait avec plus de bonhomie : « *Malo cum Galeno errare, quàm cum Harveo esse circulator* » ; depuis lors, la médecine loin de périr est devenue plus savante.

Les médecins, qui ne peuvent ou ne veulent pas expérimenter par eux-mêmes, allèguent pour excuse la nullité des résultats des essais tentés par M. le professeur *Andral fils*. — Je suis forcé de rechercher quel degré de confiance méritent les observations de ce savant académicien, qui, du moins, a reconnu qu'avant de prononcer sur une question, il fallait l'étudier ; qu'avant de juger un fait, il fallait l'examiner.

Ce médecin est le seul qui ait annoncé avoir répété les expériences sur lesquelles s'appuie l'homœopathie ; seul il a parlé à l'Académie de ce qu'il a fait, vu ou pensé ; ses communications ont été la seule instruction pratique offerte aux membres qui ont jugé. Si je fais remar-

quer quelque malentendu ou quelque erreur dans ses
expérimentations, et dans la conclusion qu'on en a tirée,
j'aurai déjà sapé les bases de la sentence académique.

M. A. a fait deux séries d'essais : les premiers, dont
il n'a pas jugé convenable de rapporter les détails, ont
eu pour but de vérifier l'action des remèdes sur l'homme
sain, et de s'assurer s'ils produisent chez lui des maladies analogues à celles qu'ils guérissent chez le malade.
M. A. dit que ces essais n'ont rien produit ; cela est
très-probable, si on en attendait une des maladies
décrites dans nos livres ; car ces remèdes, quels qu'ils
fussent, ne pouvaient produire que des symptômes,
non pas identiques, mais semblables à ceux qu'ils guérissent, et encore sous la condition rigoureuse que ces
substances médicamenteuses seraient secondées par un
régime convenable et par toutes les précautions rigou-
reusement conseillées par l'école de Hahnemann. On
assure avoir pris ces mesures ; mais si l'on n'en eût né-
gligé aucune, on en aurait fait l'énumération, afin d'é-
loigner tout soupçon de négligence ou de prévention.
Je ne puis m'empêcher de croire à quelque omission
qui frappe de nullité ces expériences ; je ne pense pas
que la parole puissante de l'expérimentateur détruise
les assertions opposées de tant de médecins recomman-
dables. Mes essais personnels m'ont donné des résul-

tats contraires; quoi qu'il en soit, c'est un travail à refaire.

La seconde série des essais de M. A. devait apprendre si les remèdes homœopathiques guérissaient. J'ai déjà posé les conditions de ce résultat. Le médecin doit d'abord apprécier les symptômes; et ce n'est pas connaître l'esprit de l'homœopathie, que de croire qu'il suffit de trouver un nom à la maladie, de remarquer un symptôme, et de le dire prédominant.

Dans quelle doctrine, ancienne ou nouvelle, a-t-on dit ou pensé que la fièvre et la fréquence du pouls étaient le principal symptôme de la gastrite, de l'amygdalite, des tubercules, ou de l'arthrite; les vertiges de l'hydropéricardite; le trouble de la vue, de l'hémiplégie? Je ne puis croire que ce soit un médecin qui ait rapporté ces choses; j'ai même douté que ces notes eussent passé sous les yeux de M. A., jusqu'à la lecture du compte rendu de la séance académique du 17 Mars dernier, dans laquelle cet expérimentateur les a rappelées pour appuyer ses conclusions.

Le choix des remèdes répond à la sagacité des observations. M. A. a opposé *l'aconit* aux gastrites et aux tubercules, *l'arnica* à la dysménorrhée, *la belladone* aux affections du cœur, etc. Qui pourrait m'apprendre dans quel livre d'homœopathie ces remèdes se trouvent conseillés dans ces cas ? Je réponds bien que l'auteur de la clinique médicale ne saurait le dire.

S'il est singulier de voir un académicien affirmer ces faits devant ses collègues assemblés, et leur donner ses propres idées pour des principes homœopathiques, sans crainte d'être contredit, n'est-il pas surprenant que, parmi tous ses auditeurs qui vont déclarer au ministre leur profonde capacité en homœopathie, il ne s'en soit pas rencontré un seul pour dire à l'orateur qu'il n'avait pas reconnu les symptômes prédominans ; qu'il ne s'agissait pas du tout du nom des maladies ; qu'il n'avait pas su choisir les remèdes indiqués, et que presque jamais on ne traitait les maladies aiguës par un seul remède ; parce que rarement elles se composent d'un seul symptôme. On eût pu aussi ajouter que les remèdes perdent leur efficacité, quand les malades sont abreuvés de tisanes souvent énergiques, quand le régime n'est pas sagement prescrit et exactement suivi, quand ils mangent toute sorte d'alimens, boivent du vin pur, etc., etc. Mais aucune voix ne s'est élevée, nul n'a dit que les traitemens faits à la Pitié étaient tout ce qu'on voudra, excepté de l'homœopathie ! !

Les personnes qui ne connaissent pas M. A. seront étonnées qu'il livre ses malades à des traitemens aussi hasardés ; quant à moi, je n'y vois que la persuasion, du reste, annoncée long-temps auparavant par lui-même ; que les doses homœopathiques ne peuvent rien faire. Les grands travaux de ce professeur et sa vaste pratique, ne lui permettaient pas de donner un temps suffisant à des observations minutieuses ; il en résultait pour lui l'obligation d'appeler à ses essais un médecin homœopathe, non, pour donner des conseils super-flus, en rappelant les règles d'une sage expérimentation, mais pour attester, par sa présence, un bon vouloir dont il fallait conserver les formes, par égard pour des confrères dont on voulait condamner la croyance.

J'ai prouvé que toutes ces expériences de M. A. sont incomplètes dans l'observation et l'appréciation des faits, et nulles par l'erreur du choix des remèdes. Elles ne peuvent donc fournir aucune conclusion raisonnable. Je remarquerai néanmoins, mais sans faire servir cette observation à ma cause, que l'expérimentateur, fût-il même persuadé de la fidélité de ses recherches, ne devait pas dire que les *moyens homœopathiques n'avaient pas empêché les maladies de marcher*, puisque, sur les cinquante-quatre malades observés à la Pitié, huit ont éprouvé une amélioration qui s'est prolongée sans autre médication, et sept ont offert une légère modification dans leur état ; ces quinze faits méritaient d'être au moins indiqués dans les conclusions que l'Académie a entendues et qu'elle a saluées de ses applaudissemens!

Voilà les essais qui ont entraîné l'Académie à commettre un véritable déni de justice, en refusant d'examiner les observations recueillies en Allemagne par le fondateur de la doctrine et ses disciples *Stapf, Gross, Rückert, Bőninghausen, Haubold, Trinck, Muhleinbein, Siemers, Schweikert,* etc ; en Italie par *C. de Horatiis, Mauro, Raja,* etc.; en Angletterre par *Quin,* etc.; en France par MM. *Des Guidi, Gueyrard, Doin, Petroz, Rapou, Hoffmann,* etc. — La bibliothèque homœopathique de Genève contient un grand nombre de faits précieux recueillis par MM. *Dufresne, Peschier,* etc : les assertions de tous ces médecins sont pourtant de quelque poids.

Je vais maintenant examiner l'opinion officielle de l'Académie royale de médecine.

S. Exc. le ministre de l'instruction publique demandait à ce corps illustre son avis sur l'opportunité d'ouvrir des dispensaires ou des salles d'hôpital aux traitemens homœopathiques qui seraient alors mieux connus.

Les académiciens ont employé plusieurs séances à parler sur cette question. Dès le premier jour, on voit le parti pris, non de préparer un jugement consciencieux, mais de ne trouver que des mensonges dans la doctrine qui demande à se produire au grand jour.

On ne peut donner le nom de discussion à des entretiens dépourvus de dignité, dans lesquels les assertions des orateurs ne sont appuyées que sur des ouï-dires, ou sur des articles de journaux intéressés à dénaturer la question. — On voit des médecins qui, au lieu d'approfondir le sujet, se donnent le futile plaisir d'égayer une assemblée qui aime mieux rire sans réfléchir, que réfléchir sans rire. D'autres membres, prodiguant des invectives aux partisans de la doctrine qu'ils ignorent, fournissent une nouvelle preuve qu'il est plus facile de trouver des injures que des raisons.

Le premier soin de tout juge, intègre ou non, est d'éloigner de lui tout soupçon de partialité; ce devoir était d'autant plus étroitement imposé à l'Académie, qu'on lui a reproché plus d'une fois d'écouter moins la vérité que l'esprit de corps. On sait que les sociétés savantes sont presque toujours opposées aux découvertes qui ne proviennent pas d'elles. Lorsqu'il s'agit de leurs intérêts, la passion seule est écoutée, la modération est appelée lâcheté ; les plus grandes erreurs font honneur à celui qui les met en avant ; la majorité les appuie, parce que nul n'est responsable de la détermination de tous. L'expérience qui corrige les hommes, ne corrige jamais les corporations où il est de maxime de faire toujours ce qu'on a déjà fait.

L'amour de la science et de l'humanité exigeait qu'au lieu de nommer à peine l'homœopathie, on en eût donné la définition, recherché son histoire, ses moyens et son but; et qu'on ne l'attaquât qu'avec des preuves et des raisons convenables à l'élite des premières notabilités de la science.

Rien ne pouvait dispenser de ce devoir, que la conviction intime de la perfection actuelle de la médecine. L'Académie est trop éclairée pour s'abuser à ce point. Aucun de ses membres ne peut croire que son art soit arrivé au plus haut degré auquel les hommes puissent s'élever. Ce corps est institué pour encourager tous les efforts qui tendent à rapprocher de ce but. Il ne doit repousser aucune proposition sans examen. Son autorité n'est que dans la conviction qu'il inspire; et sa volonté, fût-elle despotique, ne pourra jamais enchaîner toutes les intelligences; il en est qu'elle ne rabaissera jamais à l'imitation de l'ouvrier qui, pour fabriquer une corde, a toujours les yeux fixés sur son point de départ, et le dos tourné vers le but qu'il veut atteindre.

Dans l'examen de la décision de l'Académie, il me sera pénible de signaler une prévention continuelle; mais ce tort ne me rendra point injuste envers tous les académiciens. Il en est plusieurs auxquels j'ai voué l'attachement le plus vrai et l'estime la mieux sentie. D'ailleurs il faut considérer que les médecins les plus renommés sont presque tous à la fin de leur carrière ; alors on n'aime guères les nouveautés : l'amour-propre des vieillards tient plus à conserver qu'à hasarder. Ils ne sauraient consentir à reconnaître l'infériorité de leur science, relativement à celle qu'on leur offre. On ne peut exiger qu'ils viennent se ranger au nombre de ceux qui étudient la nouvelle doctrine.

Ma conviction, assise sur ce que j'ai vu, et non sur ce que j'ai imaginé, m'a imposé le devoir de répondre à chacune des phrases de la lettre de l'Académie ; je vais la rapporter tout entière :

MONSIEUR LE MINISTRE,

« *L'homœopathie qui se présente à vous en ce mo-*
» *ment comme une nouveauté, et qui voudrait en re-*
» *vêtir les prestiges, n'est point du tout chose nou-*
» *velle, ni pour la science ni pour l'art* ».

Cette première assertion de l'Académie n'est qu'un *considérant* assez insignifiant ; mais j'en ferai remarquer l'erreur, afin de ne rien laisser passer sans réponse.

Quelle déplorable similitude entre la conduite des

vieilles facultés et celle de la nouvelle Académie ! Au lieu de juger le mérite d'une découverte, on commence par la contester à son auteur. On disait à *Colomb* qu'avant lui on avait soupçonné un continent lointain ; à *Harvey,* que les anatomistes connaissaient la circulation avant qu'il en eût parlé. Une récrimination aussi injuste n'ôtera point à Hahnemann la gloire d'avoir découvert une vérité à laquelle personne n'avait fait attention, et de la démontrer tous les jours par des succès signalés *à priori.*

Mais l'intention désobligeante de lui disputer cet honneur, pouvait recevoir son exécution d'une manière plus digne des profondes connaissances de MM. les académiciens. Parce qu'Alberti a trouvé dans le nître quelques vertus homœopathiques, dont il n'a pas cherché à tirer parti, il ne fallait pas lui attribuer une pensée qu'Hippocrate a mieux développée en disant : *Vomitus vomitu curatur,* et ailleurs, *per similia adhibita, morbi sanantur.*

On eût trouvé le principe homœopathique plus formellement énoncé, dans les écrits de Thomas Erastus qui, en 1595, disait « que la méthode de guérir par les » semblables, *similia similibus,* était la seule bonne et » préférable ».

Avec un peu d'érudition on eût pu attribuer la gloire

de la découverte à *Sthal* qui, en 1738, écrivait « que
» la règle adoptée en médecine, de guérir les maladies
» par leurs contraires, était tout à fait *fausse* et *absurde;*
» qu'il était convaincu que par un remède, qui produit
» une souffrance semblable à celle de la maladie,
» celle-ci était mieux réprimée et guérie ; il ajoute
» ensuite, entr'autres preuves, que les aigreurs de
» l'estomac cessent sous l'influence de quelques petites
» doses *d'acide sulfurique* ».

Certes, voilà là de la véritable homœopathie, et des
citations qui pourraient en contester la découverte à
Hahnemann, si on ne savait que l'invention appartient
bien moins à celui qui l'a confusément entrevue, qu'à
celui qui l'a placée dans tout son jour, l'a développée
avec clarté, et l'a constituée loi fondamentale de la
science à laquelle elle appartient.

L'Académie ne s'est donc point livrée à un assez
grand nombre de recherches, relativement à l'ancien-
neté du principe de l'homœopathie et des faits qui s'y
rattachent. Sa première assertion n'est donc point aussi
motivée qu'elle eût pu l'être ; elle ne prouve rien contre la bonté de cette doctrine.

« *Depuis plus de vingt-cinq ans, ce système erre*
» *çà et là, d'abord en Allemagne, ensuite en Prusse,*

» *plus tard en Italie, aujourd'hui en France, cher-*
» *chant partout, et partout en vain, à s'introduire*
» *dans la médecine* ».

Cette phrase contient trois assertions au moins
inexactes.

La première annonce que *ce système*, c'est-à-dire
l'homœopathie, *erre depuis vingt-cinq ans*. Veut-on
parler des faits ? J'ai démontré qu'ils sont observés depuis vingt-cinq siècles. Si on entend parler de la doctrine, elle a été clairement signalée depuis deux cent
quarante ans. S'il ne s'agit que du nom, comment
peut-on ignorer, dans une Académie de la capitale,
qu'il a été donné par *Hahnemann* depuis plus de quarante ans ?

La seconde assertion nous apprend que cette doctrine erre en *Allemagne*, et ensuite en *Prusse*. Je
suis fort aise d'apprendre que la Prusse n'est pas en
Allemagne, puisque l'Académie distingue l'une de
l'autre ; mais je me demande que signifie ici *errer ?* Ce
mot serait vide de sens, s'il n'indiquait que l'homœopathie est repoussée de ces contrées, qu'elle ne peut s'y
fixer ou y être adoptée. Je pourrais prouver que l'Académie est mal informée des progrès de cette théorie, qui,

pour être dédaignée par elle, n'en poursuit pas moins
sa marche assurée. Je pourrais redire les causes des ini-
mitiés qu'elle a soulevées, et ajouter que la prompti-
tude de l'adoption d'une doctrine, ne fut jamais la
mesure de sa vérité. Je me contenterai d'observer que,
dans presque toutes les villes du Nord, l'état de phar-
macien est plutôt une charge privilégiée qu'une profession. Elle donne le droit exclusif de la vente de
toutes les substances médicamenteuses. Le nombre
des pharmaciens est très-limité, et les frais d'établisse-
ment sont très-dispendieux. *Hahnemann*, l'un des
premiers chimistes du siècle, ne voulut d'abord s'en
rapporter qu'à lui-même pour la préparation de ses
remèdes. En les administrant sans l'intermédiaire des
pharmaciens, il blessa leurs intérêts et excita leurs
plaintes. Les médecins s'unirent à eux pour des motifs faciles à expliquer. Les persécutions furent telles,
qu'elles indignèrent les honnêtes gens, qui demandè-
rent si la société était instituée pour les pharmaciens,
ou les pharmaciens pour la société *.

---

* On n'a pas à redouter *une haine aussi vigoureuse* de la part
des pharmaciens français. L'homœopathie promet, au contraire, de
rendre, à cette profession, son antique éclat. Les profondes études
chimiques de nos pharmaciens aboutiront à autre chose qu'à débiter
seulement des sangsues, du sirop de gomme et du petit lait, unique matière médicale de plusieurs médecins.

Enfin la troisième partie de la phrase assure que *l'homœopathie a vainement cherché à s'introduire dans la médecine.*

L'Académie n'a pu parler ainsi que du nom de l'homœopathie, si elle n'ignorait pas les détails que j'ai don-nés sur les faits, et qui ont prouvé que cette assertion est tout à fait fausse. Cette doctrine qui a été proposée par un médecin, adoptée par mille, n'a pour but que l'intérêt de l'humanité confié à leurs soins. Plusieurs universités d'Allemagne réclament des chaires d'homœopathie. La célèbre faculté *d'Heidelberg* en possède déjà une. Il me semble que ce sont-là les seules conditions de l'incorporation de toute doctrine dans la médecine.

« *L'Académie en a été plusieurs fois, et même assez* » *longuement entretenue* ».

Le premier devoir des sociétés savantes, est d'examiner avec calme et réflexion les vérités nouvelles, de les juger avec impartialité, et de les débarrasser des erreurs qui s'y mêlent trop souvent. Mais suffit-il à l'Académie, pour bien accomplir cette tâche, *d'en avoir*

été plusieurs fois et longuement entretenue? Je ne le
crois pas, et je donne pour preuve de mon opinion ces
mêmes entretiens dans lesquels la question n'a jamais
été définie, où la matière a été à peine effleurée, et
dans lesquels l'Académie n'a entendu que des faits incomplets et des assertions sans preuves.

« *De plus, il est à peine quelques-uns de ses mem-*
» *bres qui n'ait pris à devoir plus ou moins sérieux,*
» *d'en approfondir les bases, la marche, les procé-*
» *dés, les effets* ».

J'aurais peine à croire à la vérité de cette assertion,
si mon respect pour l'Académie me permettait d'en douter. — En l'admettant, cette déclaration prouve-t-elle
que tous les membres de l'Académie soient en état de
juger la doctrine nouvelle? dans le cas de l'affirmative,
aurait-t-on laissé passer, sans les signaler, les nombreuses erreurs qui ont été données pour des raisons?
n'eût-on pas fait quelques remarques, ne fût-ce que
pour prouver qu'on était un peu au courant des recherches homœopathiques? Si M. A. avait raconté ses essais
devant des personnes qui eussent connu les travaux de

l'école de Hahnemann, ne lui auraient-elles pas dit
qu'ils n'avaient d'homœopathiques que le nom?

« *Chez nous comme ailleurs l'homœopathie a été sou-*
» *mise en premier lieu aux rigoureuses méthodes de la*
» *logique, et tout d'abord la logique a signalé dans*
» *ce système, une foule de ces oppositions choquantes,*
» *beaucoup de ces absurdités palpables, qui ruinent*
» *inévitablement tous les faux systèmes aux yeux des*
» *hommes éclairés, mais qui ne sont pas toujours un*
» *obstacle suffisant à la crédulité de la multitude.*

Il n'y aurait qu'inconséquence dans cette objection,
si l'on admet avec moi que la saine *logique* part des
idées simples avant d'arriver aux idées complexes. En
médecine, surtout, cette partie de la philosophie doit
se borner à examiner les faits, pour en tirer des conclusions. Elle ne peut ni suppléer les faits, ni en admettre d'inexacts, ni récuser ceux qui sont authentiques.
Or, ce n'est pas raisonner juste que de dire que quelques
négations détruisent des milliers de faits, attestés par
des médecins chez lesquels la science s'unit à la probité.

Je conviens qu'une bonne logique a autorisé l'Académie à trouver l'homœopathie dont on lui a parlé,
pleine d'oppositions choquantes ; je ne peux m'empêcher d'y voir *beaucoup d'absurdités palpables ;* mais
ces reproches de l'Académie s'adressent moins à la véritable homœopathie qu'à l'exposé informe qu'en a présenté M. A.

Je ne peux supposer que l'Académie ait voulu condamner si sévèrement des travaux dont on ne lui a pas
parlé, qu'elle ne connaît pas du tout, des faits que
Hahnemann a recueillis dans la lecture des meilleurs
ouvrages de la médecine de tous les temps et de tous les
lieux ; enfin des expériences qui se renouvellent chaque
jour, et qu'il était si facile aux académiciens de vérifier.
Je conçois que l'intérêt blessé et la prévention soient
injustes envers *Hahnemann,* déjà célèbre avant d'avoir
prononcé le mot d'homœopathie ; mais ce dont je ne
peux me rendre compte, c'est qu'on puisse méconnaître
la probité ainsi que la gloire de *Hufeland,* patriarche
des médecins, non de la Prusse seulement, mais même
de toute l'Allemagne ; lequel, après avoir douté de l'homœopathie, rend chaque jour justice à cette doctrine,
et l'a adoptée pour de nombreuses maladies.

Comment a-t-on osé appeler *absurdité,* les principes suivis par des hommes à qui une longue pratique et

des mœurs irréprochables ont assuré l'estime publique ?
C'est plus que de l'injustice, que d'appeler ainsi les
opinions de *Schüler* après soixante ans de pratique,
de *Rau* après trente-trois ans, de *Scheweickert* après
vingt-quatre ans, etc. L'Académie insulterait à elle-
même, si elle méconnaissait les égards qu'elle doit à
des docteurs formés dans nos écoles, et qui ont vieilli
en partageant ses doctrines.

A qui fera-t-on croire qu'un médecin sensé, jaloux
de l'estime publique, qui est son premier besoin, ex-
pose à la fois son présent et son avenir, pour se livrer
à l'étude et à la pratique d'une doctrine qui serait in-
fructueuse, ou ne donnerait que de fâcheux résultats ?
Il faut bien peu connaître le cœur humain, pour penser qu'un homme raisonnable fît de tels sacrifices à l'homœopathie. Beaucoup de médecins ne l'étudièrent d'a-
bord que dans l'intention de la critiquer, à l'exemple
de *Rau* et de *Kopp* ; et comme ces derniers, après en
avoir reconnu les avantages, ils s'y livrèrent tout en-
tiers, et ne s'en sont jamais détachés.

« *Chez nous, comme ailleurs, l'homœopathie a subi*
» *l'épreuve de l'investigation des faits; elle a passé*
» *au creuset de l'expérience ; et chez nous, comme*

» *ailleurs, l'observation, fidèlement interrogée, a*
» *fourni les réponses les plus catégoriques, les plus*
» *sévères* ».

Cette assertion manque de clarté, d'exactitude, et
j'allais ajouter de vérité.

L'Académie ne peut dire que *l'homœopathie a subi
l'épreuve de l'investigation des faits ;* car l'Académie n'a
vu aucun cas morbide, traité homœopathiquement. La
discussion n'a mentionné que les expérimentations de
M. A., qui ont été faites à huis clos, sans qu'elle y ait
assisté et sans la participation des médecins qui auraient voulu en être spectateurs. L'Académie, en les
adoptant, sans demander à plus de cent autres observateurs français, quel a été le résultat des essais auxquels ils se sont livrés, et quels faits ont éclairci leurs
doutes, a pu vouloir donner un témoignage de sa considération pour l'un de ses plus illustres membres ;
mais elle n'a rien vu, et ne peut affirmer que par ouï-
dire.

Ce n'est pas ainsi qu'on acquiert le droit de dire
que cette doctrine a été *passée au creuset de l'expérience.* J'en appelle à la probité des académiciens. En
est-il un seul qui ose garantir toutes les assertions du

collègue dont il estime le plus le savoir? Dans les détails scientifiques, l'opinion d'un autre est rarement
identique à la nôtre. Est-on jamais bien sûr de ce que
les autres ont vu, ou disent avoir vu? Peut-on jamais
être bien certain qu'ils n'ont rien omis, rien changé
dans la suite des circonstances qui constituent le fait
sur lequel nous voudrions être fixés? En se dégageant
de toute prévention, on conviendra que le jugement
de ce qu'on n'a pas observé soi-même, est toujours
mal assuré.

L'Académie n'a fait aucun essai, et ne fournit aucune preuve de son assertion, qui alors ne signifie rien.
Pour la justifier, elle devait faire des essais publics, où
chacun eût pu voir de ses yeux et toucher de ses propres mains. Ce n'est qu'à cette condition qu'elle eût
pu parler *des réponses sévères* de l'expérience ; elle les
eût alors spécifiées, et on eût cru à leur fidélité. Si
l'Académie n'a rien vu, rien demandé, elle n'a pu obtenir de réponse ; cette assertion est encore nulle.

« *Car, si l'on préconise quelques exemples de gué-*
» *rison pendant les traitemens homœopathiques, on*
» *sait du reste que la préoccupation d'une imagina-*
» *tion facile, d'une part, et d'autre part les forces*

» *médicatrices de l'organisme revendiquent à juste*
» *titre le succès* ».

L'Académie convient donc qu'il y a des guérisons
opérées par les traitemens homœopathiques. C'en était
assez pour décider des hommes de bonne foi à expérimenter. L'Académie a préféré les attribuer, toujours
sans motif avoué, *à une imagination facile* , ou *aux
forces médicatrices de l'organisme*.

J'ai été obligé de réfléchir long-temps pour deviner
ce que l'Académie entendait par *imagination facile ;*
elle fait sans doute allusion à l'influence qu'exerce un
médecin sur son malade. Mais nos adversaires inspi-
rent aussi une très-grande confiance à leurs malades,
et leurs titres pompeux influent beaucoup sur les ima-
ginations faciles. Comment se fait-il que l'homœopathie guérisse des maux qui avaient résisté à cette
confiance ? Le fait est pourtant incontestable, il se
reproduit chaque jour. La véritable raison de cette
différence est que le médecin homœopathe, connaissant l'effet de ses remèdes, réussit plus souvent.
J'ajouterai aussi que la nouvelle doctrine étudie les
rapports de l'état physique avec l'état moral , et qu'elle
sait les faire concourir tous deux au même but. Après

ces explications incontestées, elle s'enorgueillit de la vérité de l'objection, qui n'en est pas une.

Il faut cependant remarquer que les résultats les plus brillans de l'homœopathie s'observent chez le s enfans dans le premier âge ; les promptes guérisons du croup et de la coqueluche en sont la preuve. Voudrait-on aussi n'attribuer qu'à l'imagination la guérison du choléra-morbus asiatique, des amauroses, des rhu⁻ matismes articulaires, etc. ? Il faudrait prouver que ces maladies cèdent à une imagination facile ; et c'est pour répondre à cette supposition, que j'ai traité et guéri à Bordeaux des chevaux atteints de la morve, comme mon ami, le docteur *Quin*, avait guéri en *Moravie* des moutons atteints du *tournis*.

L'Académie n'a pas été plus logique en attribuant les guérisons *aux forces médicatrices de l'orga-nisme*. Qu'a-t-elle voulu désigner par ces mots ? Nous appelons ainsi l'unité des propriétés dont les organes ont été doués et des lois qui en dirigent l'exercice. Voilà la seule définition exacte de ce pou-voir de la nature, qui a été admis ou repoussé par les auteurs, selon le besoin que chaque système avait ou non de s'en étayer. On le trouve d'autant plus invo-qué, que la physiologie était moins avancée. *Hippo-crate* et *Boerhaave*, etc., l'ont beaucoup vanté, mais

ne lui cédaient le traitement d'aucune indisposition ;
Vanhelmont et Johnston ne le citent que pour signaler son inconstance ; *Ferrein* dit qu'il vaut mieux
s'en rapporter aux efforts de l'art qu'à ceux de la nature. *Richter* pose en fait incontestable qu'on ne peut
discerner quand la nature agit pour se rétablir ou se
détruire ; *Linnée* avoue qu'il a long-temps et vainement cherché l'action de ce pouvoir, et mon illustre
compatriote, *Victor de Seze*, a décrit avec force les
maux que cette puissance cause tous les jours; il a
conclu avec *Hahnemann* que le médecin devient coupable lorsqu'il compte sur elle.

Le médecin homœopathe apprécie les forces médicatrices de l'organisme et les met en action utile, sans
croire que la force vitale puisse seule guérir les maladies ; il pense que ses remèdes agissent d'une manière
analogue à celle de la force médicatrice. L'Académie
eût trouvé, dans l'observation des faits, la preuve de
cette vérité qui détruit son assertion.

Si le pouvoir des forces médicatrices suffit pour produire les guérisons, pourquoi MM. les académiciens
ne lui abandonnent-ils pas leurs malades, au lieu de
leur prodiguer des remèdes d'une action inconnue et
à des doses que nous trouvons trop énergiques? Jusqu'à ce qu'une réponse ait été faite à cette question,

je dirai qu'il y a légèreté à contester à l'homœopathie l'avantage d'avoir guéri des maladies contre lesquelles avaient long-temps et vainement agi le pouvoir d'une imagination facile, les forces médicatrices de l'organisme, et les traitemens les plus puissans de la méthode qui se dit rationnelle, nous avons déjà vu à quel titre.

« *Par contre, l'observation a constaté les dangers*
» *mortels de pareils procédés, dans les cas fréquens*
» *et graves de notre art, où le médecin peut faire*
» *autant de mal, et causer non moins de dommage*
» *en n'agissant point du tout, qu'en agissant à contre-*
» *sens* ».

Je suppose que cette phrase veut dire que l'homœopathie est parfois dangereuse. Je ne crierai point à la calomnie, je dirai seulement que cette assertion n'est encore qu'une supposition dénuée de preuves et de vé-vérité, comme toutes les précédentes. Car s'il y avait eu à citer un seul exemple des dangers de l'homœopathie, non-seulement l'Académie n'eût pas manqué de le signaler dans la discussion, mais même elle l'eût fait ressortir dans sa lettre au ministre. Certes il en

eût moins coûté à certains orateurs d'insinuer que
cette doctrine était périlleuse pour l'humanité, que de
dire que ceux qui la pratiquent étaient des fripons
et des ignorans!!! Ces attaques désespérées jugent une
cause et la perdent sans retour.

L'ancienne médecine ne peut jamais assurer quel
bien résultera d'une foule de moyens dont elle ignore
les effets ; le traitement des maladies inflammatoires,
qui est son plus beau titre de gloire, n'est pas arrivé à
ce point de certitude, qu'on puisse toujours soustraire
le malade à une désorganisation funeste. Dans *ces cas
graves* précisément, dans ces momens de *danger*, l'homœopathie que l'on veut ici accuser du crime d'omis-
sions, guérit plus souvent que ne le font les saignées,
les vésicatoires, les potions, etc.

C'est à dessein que je me sers du mot *guérir* pour la
nouvelle doctrine, tandis qu'en général celui de *traiter*
convient mieux à l'ancienne ; car je crois que la fluxion
de poitrine qui ne cesse qu'après un mois de remèdes,
a été seulement traitée, tandis que celle qui, par les
soins de l'homœopathie, a fini heureusement dans cinq
ou six jours, celle-là seule a été guérie. Je pourrais
multiplier ces exemples, qui, au lieu de montrer des
dangers particuliers à l'homœopathie, prouvent au contraire qu'elle double ses bienfaits en les faisant moins

attendre. Pour réfuter entièrement l'assertion de l'A-
cadémie, il m'eût suffi de citer le vieil adage de nos
pères, qui disait : souvent il vaut mieux ne rien faire,
que faire beaucoup et mal. L'homœopathie rendrait
au moins ce service négatif.

« *La raison et l'expérience sont donc réunies pour*
» *repousser de toutes les forces de l'intelligence un*
» *pareil système, et pour donner le conseil de le livrer*
» *à lui-même, de le laisser à ses propres moyens* ».

Cette conclusion est vague ; car, quelle raison repousse l'homœopathie ? Est-ce la raison universelle-
ment avouée, celle qui n'intervertit pas la marche de
l'esprit humain, et qui veut que les faits précèdent la
théorie? Celle-ci ne repousse pas les faits qu'elle n'a pas
vus, elle juge les perceptions, mais ne les fournit pas.

A-t-on voulu parler de la raison des faits? Mais
quel esprit juste ne sait que ceux-ci sont impénétra-
bles : *Pascal* disait que « la dernière démarche de la
« raison est de connaître qu'il y a une infinité de
« choses qui la surpassent ; elle est bien faible si elle
« ne va jusque là. Il faut savoir douter où il faut, as-

« surer où il faut, se soumettre où il faut * ». Cette
raison n'est pas celle qu'a consultée l'Académie.

Est-il question de la raison des académiciens ? mais
qu'est celle-ci ? Le fruit de leur éducation médicale, de
leurs préférences hypothétiques, ou l'ordre habituel
de leurs idées. Certes il y a difficulté à mettre en
harmonie ces idées souvent systématiques, avec les pro-
positions de la nouvelle doctrine. On ne sait donc
quelle raison la repousse ; d'ailleurs la connaissance
profonde de l'histoire de la médecine n'a pas encore
montré une doctrine médicale qui fût le fruit de la
seule raison.

L'Académie veut-elle corroborer sa *raison* par son
expérience ? L'une vaut l'autre : et j'ai démontré l'erreur de toutes les deux. Je pourrais, s'il en était besoin, ajouter à mes preuves la sage distinction que
Zimmermann fait entre la véritable et la fausse expérience. Ce qu'il dit à ce sujet suffirait pour réfuter les
critiques de l'Académie ; car l'auteur ne cesse de répéter : vérifiez toujours ; c'est au lit du malade, et non
avec des idées préconçues qu'on peut juger les nouvelles doctrines.

« *C'est dans l'intérêt de la vérité, c'est aussi pour*

---

* Pensées, deuxième partie, art 6.

6

» *leur propre avantage que les systèmes., en fait de*
» *médecine surtout, ne veulent être ni attaqués, ni*
» *défendus, ni persécutés, ni protégés par le pouvoir* ».

J'admets ce principe comme vrai, mais j'en cherche vainement l'application dans la manière dont l'homœopathie a été traitée par l'Académie.

Ce corps savant a reçu du *pouvoir* la mission de juger la nouvelle doctrine dans *l'intérêt de la vérité*. Si cet intérêt voulait que ce système ne fût ni attaqué ni persécuté, pourquoi en parler avec tant de dédain ? Pourquoi poursuivre avec une haine si injuste ceux qui ont cherché dans les nouvelles idées les moyens d'être plus utiles ? Quel motif a pu dicter une conduite aussi opposée au principe énoncé par les académiciens eux-mêmes ? Je ne vois ici qu'une contradiction de plus.

Les *attaques* et les *persécutions* de ceux que le *pouvoir* avait donnés pour juges à l'homœopathie, loin de rien prouver contre cette doctrine, ne font que donner la mesure des préventions qui l'ont condamnée. Du reste, elle ne sollicite point d'être *protégée par le pouvoir*, elle ne lui demande qu'examen et justice.

« *Une saine logique en est la plus sûre expertise ;*

» *leurs juges naturels, ce sont les faits ; leur infailli-*
» *ble pierre de touche, c'est l'expérience : force est*
» *donc de les abandonner à la libre action du temps,*
» *arbitre souverain de ces matières ; seul il fait justice*
» *des vaines théories, seul il assied avec stabilité*
» *dans la science, les vérités qui doivent en consti-*
» *tuer le domaine* ».

Cette phrase ne fait que reproduire d'une manière moins claire l'objection fondée sur la raison et la logique, et que j'ai réduite à sa juste valeur. — Il est curieux de voir l'Académie en appeler aux faits, pour s'opposer à ce que des établissemens publics soient ouverts à l'observation de ces mêmes faits.

Quelque grandes que soient les imperfections de notre science, quelqu'affligeans que soient les malheurs qui en résultent, ne nous occupons pas du soin de les faire cesser ; *abandonnons-nous à la libre action du temps, qui assied la vérité ;* voilà la logique ou la raison de l'Académie : celle des médecins consciencieux eût prononcé différemment

« *Ajoutons que la prévoyance, qui est aussi la sa-*
» *gesse de toute administration publique, commande*
» *impérieusement une pareille détermination* ».

Je ne comprends pas la *prévoyance* qui veut attendre du temps ce qu'il serait facile d'avoir de suite,
c'est-à-dire des faits qui reproduiraient les guérisons
obtenues par l'homœopathie, dans un si grand nombre de maladies mortelles ou incurables. Est-il sage
de se confier à l'avenir, alors qu'une expérimentation
facile peut promptement faire justice de toutes les
assertions, et que l'intérêt des malades *le commande
impérieusement*. Le singulier langage que celui de
l'Académie ! il se traduit toujours par la même pensée :
il faut voir ce que promet l'homœopathie, mais on doit
l'empêcher de faire des essais, ou du moins s'abstenir
d'y prendre part : voilà la détermination qui est *com-
mandée impérieusement à l'administration publique.*

« *Chacun connaît assez de nos jours l'empire des*
« *précédens ; essayons d'en prévoir et d'en calculer les*
« *suites dans l'espèce* ».

Chacun sait *de nos jours*, qu'il y a des *précédens*
pour tout ce qu'on veut, comme pour tout ce qu'on ne
veut pas.

En France, comme partout et de tout temps, les
gouvernemens ont consulté les Académies, sociétés ou
facultés de médecine, pour accorder soit des prix, soit

des récompenses aux inventeurs des moyens annoncés
comme utiles. Nos anciens rois achetaient les remèdes
secrets qui leur étaient recommandés par les corps
savans, après expérimentation ; c'est ainsi que fit Louis
XIV pour l'ipécacuanha, qu'il acquit par les conseils
du père du célèbre Helvétius. Il y a peu d'années
que la Société de l'école de médecine de Paris, qui
était l'Académie d'alors, fut consultée sur la valeur du
remède de *Pradier*, contre la goutte. Les savans commissaires qui furent chargés de vérifier les promesses
peu logiques de cette recette, ne prononcèrent qu'a-
près avoir recueilli de nombreuses observations, dont
ils avaient été les témoins journaliers.

L'impartialité exigeait que l'Académie se conformât
à ce *précédent*, pour une doctrine qui appelait bien
plus son attention que d'obscures formules, et qui lui
était recommandée par l'affirmation d'un grand nombre de médecins estimés, et ayant droit à des égards,
que la prévention seule a pu méconnaître.

L'Académie eût dû calculer *les suites* de sa décision,
et prévoir que ce *précédent* pourrait être un motif de
douter de la sagesse de ses délibérations.

« *Après les dispensaires et les hôpitaux pour le*
» *Brownisme*, *après les dispensaires et les hôpitaux*

» *pour le magnétisme animal, nous aurions les dis-*
» *pensaires et les hôpitaux pour l'homœopathie, et*
» *c'est ainsi pour toutes les conceptions de l'esprit*
» *humain !* L'administration appréciera comme nous
» *les conséquences d'une pareille conduite* ».

Ce dernier considérant achève de démontrer la justesse de la logique académique ; je ne sache pas qu'on
ait demandé ni accordé des dispensaires et des hôpitaux pour l'expérimentation de la théorie surannée
du Brownisme, qui n'a jamais été adoptée en France,
et dont l'erreur fut si habilement démontrée par l'é-
cole de Montpellier. Je ne crois pas davantage que
semblable requête ait été présentée pour les essais du
magnétisme animal, dont l'existence seule nous est
révélée, mais dont l'application au traitement des maladies, est plus qu'incertaine, d'après l'aveu même
des plus zélés partisans de Mesmer.

Placer sur la même ligne un système mort-né pour
nous, quelques faits inexpliqués ou sans résultats
certains, et une doctrine basée sur des millions de
faits, et qui n'a pour principe et pour but que la guérison des maladies, c'est insulter au bon sens, à la
vérité et à la confiance du gouvernement.

Puisse la médecine offrir des *conceptions* plus rationnelles que l'homœopathie , attestées par un plus grand nombre de faits ! La *conduite de l'administration* qui les mettra au grand jour, méritera notre reconnaissance , et tout honnête homme bénira les *conséquences d'une telle sagesse.*

« *Par ces considérations , et pour ces motifs , l'A-* » *cadémie estime que le gouvernement doit refuser* » *de faire droit à la demande qui lui est adressée en* » *faveur de l'homœopathie* ».

A cette conclusion digne des *considérations* erronées, et des *motifs* illusoires , j'opposerai celle qui résulte des observations précédentes.

L'Académie a affirmé ce qu'il fallait constater. La prévention lui a dit qu'il n'y avait rien à voir, et elle ne s'est pas donné la peine de regarder ; mais une théorie expérimentale ne doit être jugée que par l'expérience, et non par des paroles ; celles-ci sont impuissantes contre les faits, et le propre de la vérité est d'être impérissable.

La décision de l'Académie s'est fondée sur des objections dont j'ai facilement démontré l'erreur évidente; elle n'exercera donc aucune influence sur le sort de la doctrine

qu'on veut appeler nouvelle. Malgré toutes les persécutions, elle continuera de répandre ses principes, et
le nombre de ses partisans s'accroîtra tous les jours. Il
n'en serait pas ainsi si elle ne renfermait de grandes
vérités. Le nom de ses adversaires sera depuis long-
temps oublié, avant que l'homœopathie soit dépas-
sée par une découverte plus utile et plus remarquable.

Je remarquerai en passant, que MM. les académiciens se sont placés dans une singulière position. Si en
condamnant l'homœopathie, l'assemblée n'a voulu proscrire qu'un nom, elle a perdu un temps précieux. Si ce
sont les traitemens qu'elle a entendu repousser, elle
frappe inconsidérément des faits attestés par les plus
grands maîtres. Alors, pour être conséquens, tous les
membres doivent éviter de recourir aux remèdes reconnus homœopathiques. Pour se conformer à l'esprit de corps, aucun docteur de l'Académie ne pourra
désormais prescrire le kinkina, le mercure, les eaux
minérales, etc., etc. Un académicien distingué, M. le
docteur Sper, ancien chirurgien en chef des ports, remarque cependant que ces médicamens, appréciés aujourd'hui, forment les quatre cinquièmes des ressources
les plus usitées.

Je peux aussi montrer que presque tous les remèdes
homœopathiques se trouvent indiqués par des auteurs

plus ou moins anciens, et dont quelques-uns ont écrit il y a plusieurs siècles. J'offrirai dans une note, à la fin de ces observations, quelques exemples de ces curieux rapprochemens ; le lecteur impartial y verra, non sans quelque étonnement, que, dans les cas morbides les plus fréquens comme dans les plus graves, l'expérimentation seule a conduit l'homœopathie a administrer les remèdes signalés par des succès et indiqués par les fondateurs de la science. Ces traitemens qu'un hasard aveugle avait offerts à l'observation de nos maîtres, dont le temps et l'esprit de système avaient méconnu l'utilité ; le rationalisme de l'école de *Hahnemann* les garantit à jamais d'un injuste oubli.

Il me serait facile de multiplier les preuves que j'annonce, car je les ai empruntées à un travail où, passant en revue les maux qui affligent l'humanité, je prouve que les traitemens homœopathiques sont presque tous justifiés par des résultats pratiques obtenus dans tous les âges et sous l'influence des opinions les plus opposées. L'importance de ces faits qu'il est si aisé de vérifier, méritera sans doute un examen approfondi, plus facile dans une société savante que pour un praticien isolé.

L'aphorisme *contraria contrariis curantur*, n'est qu'un sophisme pour les médecins homœopathes ; ils résument toute leur doctrine dans cette sentence : *si-*

milia similibus sanantur, sans admettre aucun autre moyen curatif que ceux qui sont justifiés par leur expérimentation. La citation des succès obtenus par nos prédécesseurs à l'aide des moyens que les homœopathes emploient, vient à l'appui de cette assertion que, dans le plus grand nombre de cas, on ne peut obtenir de guérison sans l'emploi des remèdes qui exercent une action homœopathique.

Les vieilles archives de la médecine, plus encore que les volumineux recueils de nos contemporains, m'ont offert de ces faits concluans qui montrent que de tout temps on a eu recours avec succès à l'emploi des remèdes homœopathiques. Ces rapprochemens engageront sans doute l'Académie à se livrer sérieusement à des expérimentations que jusqu'ici elle a refusé de faire, par prévention contre une doctrine qu'elle n'a regardé que comme une innovation. Nous attendons avec confiance le résultat de ces essais ; ils ne peuvent que proclamer la vérité et l'utilité de l'homœopathie.

Alors notre langage, toujours modéré, n'adressera aucun reproche à ceux qui nous ont condamnés avant de nous avoir compris. Nous leur dirons seulement : Emparez-vous promptement de ces ressources plus certaines que nouvelles, et accomplissez votre mission, en servant l'humanité et la science. Perfectionnez celle-ci

par ce que l'homœopathie vous a montré de réel, et
désormais donnez la préférence au mode qui guérit
le plus promptement et le plus sûrement. L'expérience
peut donner une place utile à chaque traitement proposé par n'importe quelle doctrine.

Celle de Hahnemann ne repousse aucune fusion. Ce
grand médecin, auquel vous rendrez enfin justice, ne
vous imite-t-il pas en conseillant les stimulans dans
l'asphyxie, et en proposant les substances neutralisan-
tes dans les empoisonnemens? *Muller*, l'un de ses disciples, ne dit-il pas que l'homœopathie et l'allopathie
ne sont que les deux extrémités d'une même ligne ; et
que beaucoup de points intermédiaires les mettent en
rapport l'une avec l'autre? La première guérit en exci-
tant une affection analogue dans les organes qui sont
déjà malades ; l'autre, en en provoquant une dans les
organes sains plus ou moins éloignés, qui ne sympathi-
sent pas toujours avec la partie malade. Les succès de
l'une de ces pratiques ne sont pas exclusifs de ceux de
l'autre.

Cette doctrine expérimentale que vous adopterez
plus tard, parce que, comme nous, vous ne voulez ni
tromper, ni être trompés, montrera de nouveau que,
dans leurs commencemens, les découvertes boulever-
sent toujours les connaissances acquises ; mais après

ce premier effet, qui n'est pas sans inconvénient, les
esprits profitent de ce qu'elles offrent de salutaire. C'est
ainsi que, dans la suite, l'ensemble médical subira
des modifications heureuses. Je vais les annoncer pour
chacune de ses parties.

L'ANATOMIE qui fait connaître la texture de chacun
de nos organes, la PHYSIOLOGIE qui étudie leurs fonctions, seront plus fructueusement étudiées sous l'influence de la doctrine qui, sans elles, ignorerait le
point de départ de nos douleurs, et la valeur de chaque phénomène morbide. Ces deux branches essen-
tielles de la science sont plus nécessaires au médecin
qui, dans l'étude des faits, ne peut négliger aucun dé-
tail, qu'à celui qui se contente de vaines explications.
Le premier doit les étudier avec un zèle plus actif et
plus profitable.

L'homœopathie accroîtra les richesses de L'HYGIÈNE ;
elle donnera une connaissance exacte de toutes les
substances purement nutritives, et distinguera toutes
celles qui peuvent nuire à l'action des remèdes. Tout
aliment ne doit contenir que des sucs nutritifs, et jamais aucun principe médicamenteux qui puisse désac-
corder l'organisme.

Le régime qui peut si facilement troubler l'action
des petites doses, sera désormais précisé ; il ne sera

soumis qu'à des précautions indispensables; pour rendre la guérison plus facile, plus prompte et plus sûre. L'homœopathie à qui l'on devra ces services, fera ainsi éviter toutes les causes qui prolongent le cours des maladies.

La SÉMÉIOTIQUE ou la connaissance des symptômes qui accompagnent nos souffrances, est depuis longtemps trop négligée, malgré les travaux de MM. *Double* et *Landré Beauvais*, qui ont réuni tout ce que l'observation avait fait connaître à ce sujet, depuis les premiers temps. Ces savans académiciens conviendront avec moi que plusieurs médecins mettent plus d'empressement à pénétrer l'essence de la maladie, sa cause prochaine, qu'à en étudier tous les signes; ils ont plutôt caractérisé une inflammation, une lésion organique, qu'ils n'en ont constaté tous les symptômes.

L'homœopathie met sa gloire à ne rien omettre dans l'étude des symptômes; elle n'y ajoute pas de commentaire. Elle tient compte des modifications de chaque phénomène morbide; elle l'étudie pendant le repos, l'exercice, la veille, le sommeil, etc.; elle distingue dans le même symptôme son apparition aux diverses époques de la journée; elle étudie surtout l'état moral du malade. La séméiotique a décuplé ses matériaux par la minutieuse observation de *Hahnemann* et de ses disciples. On croirait facilement que cette branche importante des recherches médicales semble avoir déjà atteint son complément.

La PATHOLOGIE, ou l'histoire générale des maladies de l'homme, éclairée par l'homœopathie, profitera mieux des services éminens que tant de grands hommes ont rendus à la médecine. Si, malgré leurs efforts, la science la plus difficile est encore imparfaite, faut-il moins admirer leurs pénibles recherches. Si la cause des maladies leur est restée inconnue, faut-il leur faire un crime de l'avoir cherchée ? Ce sont ces mêmes insuccès qui ont fait sentir la nécessité de nouvelles études ; ce sont eux qui ont conduit à l'homœopathie.

Les nosographies, monument de l'érudition et du zèle de nos maîtres, ne serviront plus que pour l'histoire de la science. *Laënnec* disait que l'erreur seule y avait introduit les classifications par genre et espèces à la manière des naturalistes. Les espèces zoologiques et botaniques sont des êtres, et les maladies, ajoutait-il, ne sont que des modifications dans la texture des organes de l'économie animale, dans la composition de ses liquides, ou dans l'ordre de ses fonctions.

La pathologie, ainsi débarrassée de ces descriptions et de ces classifications sans vérité, appréciera mieux l'importance du mal , elle en indiquera plus sûrement l'issue. Tous les observateurs sembleront se servir des mêmes yeux ; et leurs conseils n'égareront plus leurs confians successeurs.

Si l'explication de l'action des causes des maladies semble interdite à la faiblesse de notre intelligence , leur étude n'en est pas moins indispensable. Nous en observerons mieux toutes les circonstances du passage de l'état sain à l'état morbide , et apprendrons ainsi à faire cesser plus promptement ce dernier ; mieux les causes seront connues , plus on empêchera les effets de se développer , moins l'exercice de la médecine sera susceptible d'erreurs. *Hahnemann* a montré , plus qu'aucun autre médecin , combien il était important de se livrer à ces recherches.

La pathologie , toute expérimentale , ne cherchant que des symptômes dans chaque cas morbide , et dans ceux-ci que l'expression de la souffrance d'une ou de plusieurs parties de l'organisme , ôtera à la pratique la grande difficulté des complications , souvent aussi énigmatiques pour le médecin qu'alarmantes pour le malade.

La nouvelle doctrine ne conserve pas davantage l'in-dication des anomalies , de ces cas regardés comme bizarres , parce qu'ils étaient inexpliqués , et qu'on nommait désordonnés ou ataxiques, comme si on eût tout connu dans la marche ordinaire de la nature. On ne sera jamais assez en état de juger les lois invariables de notre organisation, pour pouvoir dire qu'il y a des phénomènes qui s'en éloignent.

La connaissance des maladies médicinales ou des phénomènes résultant des remèdes administrés, ajoutera beaucoup à la précision de l'art de guérir, comme à sa certitude. Cette utile instruction résulte tout entière des expérimentations homœopathiques. On ne verra plus des médecins accuser les traitemens, ainsi perfectionnés, d'avoir produit d'autres maladies chroniques.

L'empire de la médecine, comme le disait *Buffon* de celui de l'histoire naturelle, ne sera plus un désert où l'on trouve quelques sentiers pénibles marqués çà et là par des pas de géant. Ce sera un pays cultivé, semé de toutes parts de routes faciles qui conduiront de l'une à l'autre, et qu'on pourra parcourir sans fatigue.

C'est surtout à la THÉRAPEUTIQUE, à cette branche de la science qui s'occupe spécialement du traitement des maladies, que l'homœopathie rendra les plus grands services. On sait que la doctrine de *Hahne-mann* prescrit d'agir directement sur les organes souffrans, en leur imprimant une action analogue à celle qui constitue le désordre.

Ce principe, le plus expérimental de tous ceux qui ont régi l'art de guérir, et, par conséquent, le plus utile, est aussi rationnel que toutes les doctrines connues. Un voile impénétrable nous cache les mystères de la vie et de la maladie ; nous ne pouvons que les entrevoir, et c'est peut-être un bonheur pour l'humanité. Il est également vrai que le créateur nous a entourés des moyens propres à guérir les souffrances, et que nous ne pouvons pas plus deviner les vertus des remèdes que l'essence des maladies. Nous n'avons donc que la voie de l'expérimentation pour nous servir des premières contre les secondes. Les essais tentés dans le cours variable des maladies, sont hasardés et dangereux. Pour savoir quelque chose de certain, nous ne pouvons donc expérimenter les substances médicamenteuses que sur l'homme sain. Alors, on leur voit produire des résultats analogues à plusieurs maladies. Une seconde épreuve dit qu'elles guérissent chez le malade l'état semblable à celui qu'elles produisent chez l'homme qui se porte bien. Ma raison ne trouve dans cette médecine toute d'expérience qu'un nouveau gage de la bonté du créateur, et qu'une consolation de plus pour l'humanité.

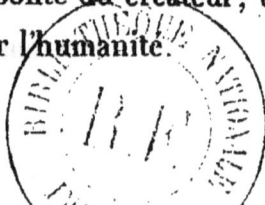

Le point le plus important et le plus difficile sera toujours de bien choisir le remède. Ce n'est qu'à cette condition que le praticien peut atteindre son but , c'est-à-dire guérir. Les doses, toujours calculées pour ne pas produire une surexcitation trop forte dans l'organisme, ne doivent être que suffisantes. Si le but était dépassé, car on ne peut tout prévoir, un antidote certain ferait bientôt cesser la douleur causée par l'aggravation.

On sera peut-être long-temps à comprendre comment d'aussi petites quantités peuvent amener d'aussi grands résultats ; comment des médicamens regardés autrefois comme insignifians, peuvent être des instrumens assurés de guérison : les faits n'en seront pas moins reconnus réels. Ceux-ci prouveront encore que cette thérapeutique est exempte de tout danger.

A cet avantage incontestable sur toutes les autres doctrines, l'homœopathie joint celui de proscrire à jamais les expérimentations faites à grandes doses sur les malades, avec des substances inconnues, qui peuvent être des poisons. Le médecin honnête, disait *Storck*, ne devrait s'en servir qu'après les avoir essayées sur lui-même. C'est ainsi que se conduisent *Hahnemann* et les médecins qui ont reconnu la vérité de ses conseils. C'est sur cette base que s'est fondée la thérapeutique homœopathique.

La nouvelle doctrine exerce déjà quelque influence sur la pratique de ses adversaires. On en voit quelques-uns se confier à des doses bien moindres que celles qu'ils employaient auparavant. Ils s'apercevront bientôt, aussi, que la répétition trop fréquente des remèdes détermine un excès de réaction vitale, qui éloigne l'action secondaire de laquelle on attend la guérison.

L'homœopathie guérit d'une manière plus sûre, plus prompte et moins désagréable ; cependant elle ne guérit pas toujours, elle ne promet rien de ce qui est au-dessus des forces humaines, et ne donne pas l'immortalité refusée par le créateur. Tout ce qui vit sur la terre a eu un commencement et doit avoir une fin.

Les lacunes de l'une des deux doctrines peuvent être remplies par les succès de l'autre. J'ai déjà dit que *Hahnemann* emprunte à la théorie des contraires les premiers soins à donner aux noyés et aux asphyxiés ; il s'en sert jusqu'au moment où ils commencent à donner quelques signes de vie ; alors seulement il entreprend le traitement homœopathique, c'est-à-dire qu'il ne se dirige plus que d'après les symptômes.

La thérapeutique ainsi perfectionnée et aggrandie, sera mieux cultivée qu'elle ne l'est actuellement. Les meilleurs ouvrages de nos contemporains accordent

à peine quelques lignes au traitement des maladies.
On dirait que notre art est aujourd'hui plus celui de
raisonner sur les maladies que de les guérir.

La MATIÈRE MÉDICALE sera enrichie d'un grand nombre de spécifiques inconnus à l'ancienne doctrine. Les
remèdes conseillés par l'homœopathie , justifiés par les
faits , appartiendront à tous les temps. Il sera toujours
facile d'en bien connaître les effets , et leur souvenir
ne se perdra plus , comme celui de tant de remèdes ,
dont nous ne pouvons expliquer ni le succès ni l'oubli.
Des faits certains constitueront désormais une science
exacte , et l'assiéront sur des fondemens inébranlables.

L'humanité , plutôt débarrassée des maux insépara-
bles de sa condition , et moins torturée , bénira à jamais le nom d'*Hahnemann* , qui a introduit en médecine une expérimentation circonspecte et attentive ,
comme *Hippocrate* y avait porté la plus pure observation.

L'Académie , mieux instruite , et s'associant à ces
grands perfectionnemens , rendra aux médecins la
considération due à leur profession , et dont nos dis-
cussions tendent chaque jour à la priver. La pratique
du plus utile et du plus précieux des arts , n'offrira
plus de scandaleuses divergences d'opinion|; les mêmes
maux attestés par les mêmes symptômes seront com-

battus par les mêmes moyens. Une doctrine rationnelle et sûre unira tous les médecins ; la haine et la jalousie ne souilleront plus une carrière dans laquelle tous suivront la même ligne. Aucune doctrine n'a promis une plus heureuse fusion de la théorie et de la pratique, désormais intimement unies.

D'après ce que nous venons de dire, l'Académie ne peut plus refuser un examen consciencieux à l'homœopathie ; elle sent trop bien les devoirs que lui imposent sa position et sa dignité, pour s'exposer au reproche d'un orgueil scientifique qui serait coupable dans une question aussi importante, et où les besoins de l'humanité doivent seuls occuper l'esprit.

On pardonnera à un médecin contemporain d'avoir découvert un mystère que chacun pouvait pénétrer auparavant ; l'Académie cessera de trouver mauvais qu'une vérité nouvelle soit venue à son insu ajouter aux lumières acquises, et laisser en arrière quelques savans distingués. Ceux-ci reprendront leur rang, lorsqu'ils auront examiné et prononcé avec franchise.

La prochaine décision de l'Académie ajoutera à notre respect pour ce corps savant, et le concours de tous les médecins aura bientôt agrandi les bienfaits de l'homœopathie. Les hommes qui pensent aujourd'hui que j'en ai exagéré les services, verront bientôt que j'ai moins promis qu'elle ne peut tenir.

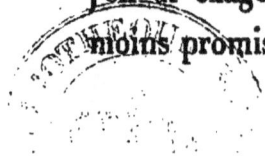

Si cet espoir était déçu, je ne désespérerais pas encore du destin de l'homœopathie; la nécessité, trop évidente d'agrandir la science, excitera le zèle de nos jeunes collègues; c'est à eux qu'il appartient de consacrer de longues veilles à ce travail glorieux. Il est difficile de l'exiger des praticiens qui, vieillis dans l'étude, ne peuvent se livrer à des recherches pénibles, et recommencer une nouvelle instruction. Cependant l'homœopathie compte dans ses rangs plusieurs de ces honorables vétérans qui, luttant victorieusement contre les infirmités de l'âge, se dérobent à un repos nécessaire, et sacrifient leurs derniers loisirs à enrichir la science qui leur assurera une nouvelle illustration.

Les nombreuses sociétés savantes qui honorent la France, mieux instruites aujourd'hui, et peut-être averties par ce faible travail qu'un léger examen a détruit de fond en comble toutes les objections faites contre l'homœopathie, et qu'il ne reste à lui reprocher que les préventions de l'Académie royale, ne laisseront pas échapper cette occasion de rendre un grand service à la science qu'elles enrichissent chaque jour. Elles proposeront des prix pour les nouvelles recherches homœopathiques.

Espérons aussi que le Gouvernement, dans sa sollicitude pour les intérêts réels des peuples, reconnaîtra que le soin de conserver ou de rétablir la santé des hommes, est aussi important que les travaux matériels des canaux, chemins de fer, etc. Les états constitutionnels de l'Allemagne ont créé des chaires d'homœopathie; partout on a procédé à des enquêtes qui ont démontré la nécessité d'une étude approfondie de cette doctrine. Ce ne serait point une protection que le Gouvernement français accorderait à l'homœopathie, que de lui faciliter les moyens d'être appréciée; je n'y verrais qu'une sage prévoyance et qu'un encouragement à de nouveaux progrès.

La vérité serait bientôt connue et proclamée, si l'on faisait inspecter le service qui m'est confié à l'Hôtel-Dieu de Bordeaux, par des professeurs choisis dans chacune de nos facultés de médecine. Je ne récuserai point de tels juges. Ils ne viendront pas avec une répugnance plus forte que celle qui retarda mes essais pendant plusieurs années. Ils ne pourront être plus méfians que je ne le fus moi-même. Je me soumets d'avance à toutes les précautions que leur mission rendra nécessaires. Je n'aurai pas besoin de leur dire que, quand on recherche la vérité, il faut se convaincre par soi-même, ne croire, ni ne repousser avec prévention, mais seulement après un examen irréprochable.

J'ai dit comment on doit interroger les faits, et c'est un engagement dont je ne me départirai pas. Je tra-

cerai avec fidélité devant ces commissaires l'image des
cas morbides ; à l'aide des souvenirs de la physiologie
et de la pathologie, je ferai ressortir les symptômes
prédominans ; je distinguerai ceux-ci des effets médicamenteux des remèdes prescrits. Ce soin n'ajoutera que
peu de choses à mes travaux journaliers. On peut toujours consulter, dans chacune de mes salles, les feuilles
des observations recueillies chaque jour; on y verra la
prescription homœopathique écrite en marge à côté du
symptôme qui paraît le plus important à combattre.
Je mettrai encore à la disposition de ces Messieurs les
histoires nombreuses des faits recueillis depuis trois ans
par MM. les docteurs *Pelka*, *Dauzat*, *Borchard*, par
MM. *Hernandes*, *Cattenat*, *Beth*, *Bruneau* et
Crougneau. On jugera à la fois le passé et le présent ;
ma franchise rendra faciles les fonctions des juges.

Nous pourrons aussi procéder à des essais compara-
tifs ; et nous y verrons, si je ne me trompe, quelle
grande supériorité a l'homœopathie dans le traitement
des maladies. Si ces travaux servent à l'avancement
de la science, je m'estimerai heureux d'y avoir con-
couru ; je n'aspire pas à d'autre récompense.

NOTE.

J'AI annoncé que les traitemens de l'homœopathie, indiqués par l'expérimentation sur l'homme sain, pouvaient presque toujours être appuyés par des observations transmises par les fondateurs de la science. On va en trouver la preuve dans l'examen des remèdes par lesquels cette doctrine fait aujourd'hui si promptement cesser les dangers du CROUP, de L'ANGINE, de L'OPHTALMIE, des APHTES, de L'ICTÈRE de la CHORÉE, de la DYSENTERIE, de L'HÉMOPTYSIE, etc.

Le CROUP est combattu par les médecins homœopathes, avec

Les SULFURES de chaux ou de potasse, auparavant indiqués à la nouvelle doctrine par les savantes recherches de M. *Duval* de Brest, furent aussi recommandés par la célèbre COMMISSION DU CROUP, comme un spécifique assuré; voyez son *Rapport*, etc.

Le Recueil des observations par *Schwilgué*, 1808.

Le journal de *Sedillot*, vol. 16, 21, 22, etc.

Le *Dictionnaire des Sciences médicales*, vol. 7, p. 463, cite les succès obtenus par ce remède, par MM. *Hallé; Leroux, Larrey, Barbier* d'Amiens.

L'inspiration de l'éther sulfurique, signalé comme guérissant

le croup, par *Pinel*, magas. encyclop. an VII, N.° 10, page
164.—L'inhalation du gaz hydrogène sulfuré donnée en exemple par *le dictionnaire* des Sciences Médicales, 7.° vol., p. 468,
et *le journal philomathique*, VI.° année, ne sont–ils pas des
véritables traitemens homœopathiques?

. La critique de ce remède par M. *Guersent*, dans le dictionnaire de médecine, 6.° vol., pag. 242, ne fait que prouver le
danger des grandes doses.

SPONGIA. *Quarin*, Animadv., p. 117.

SAMBUCUS NIGER, *Blockwiz*, Anatome Sambuci. S. III.
C. 13.

MOSCHUS. Très-préconisé par *Albert*, comment. de Trach.
Infantum, par le dictionnaire des Sciences Médicales, art.
Croup, et par *Crawford, Buchan, Brewer* et *Delaroche*, biblio-
thèque médico - chirurgicale, vol. II.

Hufeland, journal der pract. Heilkunde. B. X. H. 3, p. 113.

Jonas, in Hufeland, journal der pract. Heilkunde, B. XX.
H. I. p. 139.

Kretzchmar, Horn archiv. B. J., p. 226.

Lentin. Beyträge zur ausübenden Arzeneywissenschaft B. III.
p. 202.

Schlegel, Materialien für die Staatsarzneywissen schaft., etc.
Samm. II, N. 7.

Wichmann in Hufeland, journal der pr. Arzneyk. B. I., p. 18.
Wichmann, Ideen zur diagnostick B. II., p. 108.

CASTOREUM. *Cael. Aurel.* p. 433.

Dower, Legs, etc., p. 46.

Paulus Aegin. L. III. c. 29.

Wolff in Hufeland, journal der pract. Heik. B. XVIII.' H 1., p. 38.

Dans L'ANGINE, la doctrine homœopathique conseille les remèdes suivans :

L'ACONITUM NAPELLUS , indiqué comme calmant, par Lewis, Connaiss. prat. des rem. , vol. 1.er, p. 183.

Le MERCURE, conseillé par *Hamilton*, dans les commentaires de médecine, Edimburg , 9.e chapitre, page 8.

Hoffmann, médic. Wochenblat, 1787, N.º 1.

Marcus, Magazin für specielle Therapie, 11.e vol., pag. 334.

Rhush, Médical enquiries and observations, N.º 6.

Anderson, in Duncan's annals of médecine, 2 vol. , p. 18.

Hufeland, journal für Ausland méd. litter. 1802 , p. 235.

Cullen, Médecine pratique 1 , p. 378.

Lentin, Benaucht. épid. Krankheiten , pag. 157.

Thillenius, Médic. und. chir. Bemerkungen , page 52.

La SCILLA MARITIMA, conseillée par *Maércher*, l. c. p. 128.

Le POLYGALA SENEGA, indiqué comme ayant procuré des succès à *J. Archer*, dans le médical repository, vol. 2 , N.º 1, page 7.

Barker, même ouvrage, vol. 6, art. 4.

Duncan's Annals of médecine, vol. 4. , pag. 513.

Lentin, Beyträge , pag. 29 S.

L'ANTIMONIUM TARTARISATUM préconisé par *Fiells*, dans la bibliothèque chirurgicale de *Richter*, v. 8, p. 541.

Michaelis, même ouvrage, 6.ᵉ vol., p. 122, 128, 164.

Rivière, Cent 2, N.° 10,

Et par *Stoll*, ainsi que par *Pinel* et par plusieurs auteurs, membres actuels de *l'Académie royale.*

L'OPHTALMIE est guérie homœopathiquement par

L'ACONIT NAPEL. *Loeffler*, vermischte Aufsâtze, etc. Nʳ 10.

L'ATROPA BELLADONA. *Remer*, Annalen I., p. 233.

Wainwright in *Kühn* phys. med. journal, 1801, p. 758.

LE MERCURIUS, *Zacutus Lusitanus*, Prax. admir. L. I. Obs. 53.

Holl. Praelect., p. 39.

Boerhaave, de morbis oculorum, p. 55.

Heister, Wahrnehmungen. I. N.ʳ 266.

Desault, Sur les maladies, p. 205.

Dussaussoy, dans le journal de médecine. J. LXXXV., p. 3.

Siebold, in Loder, journal für die chirurgie. B. III., p. 390.

Rowley, On the principal Diseases of the Eyes etc.

L'ARNICA MONTANA. *Nose* in *Baldinger*. N. Magazin. B. III., p. 5.

LE DAPHNE MEZEREUM. — *Act. Elect.* Mogunt. 1778, p. 200, seq.

Le Roy, über den Gebrauch der Seidelbastrinde, p. 93.

LE DATURA STRAMONIUM. — *Hufeland*, Bemerkungen über *Blattern*, etc., annalen. I., p. 472.

PRUNUS LAURO CERASUS. *Remer,* annalen. I. , p. 232.

Pour guérir les APHTES, la doctrine des semblables, assez souvent employée presque seule , conseille

Le BORAX indiqué par *Starke,* dans l'exposé de l'institut clinique de Jena , et par

Akermann et Fischer, même ouvrage, p. 177.

Lentin , Beytràge , p. 253.

Chalmers , l. c. I v. p. 91.

Gooch, Cases, etc. , p. 406.

Loëfler, dans les archives de Stark , 4.e vol. , p. 325 , etc.

Le MERCURIUS, proposé par *Bloch,* médicinische Bemerkungen, p. 16.

L'ALUMINA, par *Avicenne* , chap. 14.

Borelli, cent. 4 , obs. 64.

Les Ephémérides des curieux de la nature , Decur. 3 , ann. 3 , app. p. 94.

Lind , Diss. Goëtting, 1784.

Stoll. Prælect. , p. 240.

La JAUNISSE ou L'ICTERE est guéri homœopathiquement par

CARBO VEGETABILIS conseillé par *Camerarius* , Sylloge. cent. III. , N^r 46.

SOLANUM DULCAMARA. *Carrere;* p. 90.

Linnaeus; Dissert. Dulcamara. Upsal. 1771.

Amœnit. Academ. Vol. VIII , p. 71.

TARAXACUM, *Ranoë* in act. Reg. Soc. Méd. Havn. Vol. III.,
p. 380.

COLOCYNTHIS. *Alexander. Trall. L. III. C.* 33.

CONIUM MACULATUM , *Dufresnoy*, gazette salutaire 1791.
Hufeland, Neueste annalen der franzôs. Arzneyk. B. II, p. 356.

IPECACUAHNA. *Richter*, médecin, und chirurg. Bemerkungen,
p. 64.

OLEUM TEREBENTHINÆ. *Herz* in *Hufeland* journal der pract.
Arzneyk. B. III., p. 595.

Holst, in Hufeland journal der pract. Heilk. B. XX. St. 2,
147.

Odier, Manuel de médecine pratique , p. 233.

La CHORÉE ou DANSE DE SAINT-VIT, est combattue homœopathiquement par :

ATR. BELLADONA. *Stoll.* Rat. méd. P. III. p. 405.

ASSAFŒTIDA. *Wanters*, in journal de méd. LVI. p. 115.

CUPRUM. *Delarive*, in *Kühn* phys. méd. journal 1800 , jan.
p. 58. —

Walker Méd. comment. v. Edimb. B. X. II, p. 33. v.
auserles. abhandl. für pract. Aerzte. B. XI. St. 3. p. 672.

Willan, Lond. med. journal. VII. v. *Auserles*, Abh. , für
pr. Aerzte B. XII. p 62.

DATURA STRAMON. *Sidrén*, Diss. Morborum casus spec.
I. Upsal. 1785.

VALERIANA SILVESTRIS. *Bouteille*, journal de médecine. T.
XLVIII. p. 549. XLIX. p. 66.

Engelhard, Museum der Heilk. B. IV. p. 188.

Thilenius, Méd. und chirurg. Bemerkungen, p. 115.

ZINCI FLORES. *Alexander* in *Duncan's* annals of medicine. Lustr. II. vol. I. abth. 2. n.º 3.

Journal de médecine. V. LVI., p. 544.

Stoll. Rat. méd. P. III. p. 405.

Thilenius, Medic und chirurg. Bemerkungen. p. 115.

Wright, Memoirs of the medic. society of London, vol. III, app. n.º 24.

Examinons le traitement que la nouvelle doctrine oppose à la DYSSENTERIE, qui fait tant de victimes dans nos hôpitaux malgré les sangsues et les saignées, l'homœopathie la combat avec :

ATR. BELLADONA qui a été conseillée par *Gessner*, Epist, v. *Halles*, méd. pract. 2.ᵉ v., p. 55 : on notera qu'il en prescrit le suc, comme dans les préparations homœopathiques.

Ziegler, Beobachtungen. p. 35.

BRYONIA ALBA, vantée par *Clouet*, ancien journal de médecine vol. LXII, p. 90.

Harmand de Montgaruy, même vol., p. 89.

La doctrine nouvelle compte surtout sur le MERCURE. Il a été préconisé par *Lind*, dans le London méd. journal 1587, p. 101. —Dans l'ancien journal de médecine, v. 85, p. 3.

Bung, médical facts aux observations, vol. 4, n.º 1.

Cleghorn, l. c., p. 231.

Brugnatelli, biblioteca physica, vol. 9.

Richter, l. c., pag. 97.

Wright, Médical facts and observations, vol. 7, n° 1.

LA STRYCHNOS NUX VOMICA. Ce remède a été indiqué par Hufeland. Journal der pract. Arzneyk, Ier vol, p. 76, 108.

Michaelis, même journal, VIe t., p. 228.

Haakmann, dans *Doering* journal des N. Holl. méd. littér., vol. I, p. 469.

Klinge, dans le journal de *Hufeland*, VIe vol, p. 897.

Oberteuffer, dans le IXe vol., p. 111 du même journal.

Oswald, Archives, IIe vol., n° 1.

Weil, dans ses dissertations, Leyde 1791.

LE RHUS TOXICODENDRON, qui est aussi recommandé par *Forskal*, Mater. med. app. descript. animalium, p. 154.

LE SOLANUM DULCAMARA, indiqué dans les *Éphémérides du curieux de la nature*, Dec. II, année 3, obs. 64.

LES PRÉPARATIONS ANTIMONIÉES, L'ÉMÉTIQUE. Elles ont toujours été employées d'après les nombreux succès qu'en avait obtenu *Lind*, Museum der Heilkunde, IVe vol., p. 230.

Saunders, observ. de antimonio.

Backer, de catharro et dissenteria epidemica.

Éphém. des curieux de la nature, Dec. 3e ann. 3, vol. V.

Geoffroy, dans l'histoire de l'académie des sciences de Paris, 1745, page 230.

Duhamel, l. c. 1748.

Sims, Observ. p. 103.

Vicat, Observ. choisies n.° 38.

L'OPIUM. Ce remède a été employé dès la plus haute antiqui
contre la dysenterie ; ainsi qu'on peut s'en convaincre par l'ob
servation de *Dioclès,* dans *Cœlius aurelianus,* page 526,
dans *Alexandre de Tralles, lib.* 3, chap. 20, v. III, p. 17:

De Lassonne dans les mémoires de la société royale de méd
cine pour 1716, page 98.

Munier, Ergo dysentericis anodyna. Paris 1775.

Leidenfrost, Dissertatio de usu mercurii et opii in dysenter
Erfurt, 1795.

Pison. Dissertation sur la nature des maladies populaires.

Rivière. Observationes. Cent. 2, n.° 36, 44, 84. Cent. 3
4, n.° 87.

Stoll, Ratio med., III° vol., p. 312.

Sydenham, Opuscules, p. 226, 235, 669.

Assalini, du flux dysentérique.

Les *actes des curieux de la nature* en citent de nombreuse
observations.

Jacobs, dans son Traité de la dysenterie; Bruxelles, an IX
Le journal de médecine continué, v. 2, p. 362, etc.

LA JUSQIAME NOIRE, encore conseillée par *Alexandre d*
Tralles, lib. 3, c. 20.

Les *Éphémérides des curieux de la nature,* Dec. 2, ann. 6.
Obs. 178, etc.

LE COLUMBO a été proposé par la Société royale de Médecine, Hist. 1776, p. 200.

Mertens, Obs. méd. , v. 2.

Percival, Essays , II.

Lagresie, journal de méd., 58.ᵉ v. , p. 1409.

LE KINKINA est proposé par *Gastelier*, journal de Méd., 60.ᵉ vol., p. 15.

Morton, Exercitation. 2, page 161.

Reid, Diseases of the armies.

Les Commentaires de la Société royale de Médecine d'Édimbourg, 11.ᵉ décurie, 4.ᵉ vol. , p. 260.

Linke, in the Prodr. act. méd. Hafn. , p. 84.

Bang, dans les *Act. soc. reg. méd.* Havn. , v. 1.ᵉʳ, p. 104, 108, 177. etc.

Dans L'HÉMOPTYSIE ou CRACHEMENT DE SANG, la doctrine des semblables se sert de

L'ARNICA MONTANA , déjà indiqué dans le *select méd. Francof*, v. 1, p. 190.

Bucholz et Marquet. Nouvelle médecine N.° 13, etc.

LE LEDUM PALUSTRE, conseillé par *Riedling*, etc.

LA DIGITALE POURPRÉE , préconisée par *Horn*, archiv. , 2.ᵉ vol., p. 260.

Jones, dans les Commentaires d'Édimbourg, 11.ᵉ dec. ; 1.ᵉʳ v., p. 27.

Thomas, modern practice of Physick, v. 1, etc.

LA JUSQIAME NOIRE, vantée par *Geoffroy* , matière méd. , v. 7., p. 73.

Philip. journal de méd., 19.ᵉ vol., p. 35.

Stoërck, Libell. p. 28.

Harles, dans le journal d'*Hufeland,* 9.ᵉ vol. p. 47, etc.

LE MERCURE, par *Finck,* Gallenkrank, p. 255.

L'ACHYLEA MILLEFOLLIUM, par *Quarin,* Animadvers. p. 55.

LA DOUCE AMÈRE, par *Deckers,* Exercit. pract. circa me-
dendo methodum.

Carrère, l. c., p. 85, etc.

Il n'y a pas de maladie dans laquelle je n'eusse pu offrir de
semblables rapprochemens.

Il ne reste donc plus aucun autre prétexte à la prévention
que l'exiguité des doses des remèdes homœopathiques. Je crois
avoir victorieusement répondu à cette *objection ;* j'ajouterai d'ailleurs que les premiers expérimentateurs, nécessairement timi-
des, n'essayaient les remèdes que dans un état de simplicité
et dans des quantités qui les rapprochaient beaucoup des formules homœopathiques.

www.ingramcontent.com/pod-product-compliance
Lightning Source LLC
Chambersburg PA
CBHW071212200326
41519CB00018B/5483